医者が教える病院・医者の選び方

新宿駅前クリニック院長
蓮池林太郎 著

セルバ出版

はじめに

新宿駅前クリニック院長の蓮池林太郎と申します。

私は新宿で開業医をしていることから、友人や知人からよく「（自分や家族のために）よい病院を紹介してほしい」と相談を受けます。その際、今までどのように病院を探してきたのか尋ねるのですが、残念なことに、病院の探し方自体を間違えている方も少なくありません。

多くの方が、病院選びや医者選びで悩んでいる実情があります。

「病院の選び方を伝えることも、医療に携わる者の重要な役目の1つではないのか」そのように感じ、この度、現代ならではの病院選びに関する本を出版することを決めました。

私自身、6年ほど前に祖母が腰椎圧迫骨折をした際、病院選びに苦労した経験があります。

大きな怪我や病気、とくに高齢の方の場合、病院選びが治療の経過を大きく左右します。

パソコンで調べ、知り合いの整形外科医に相談し、いろいろな方法で情報を収集し、祖母に適していると思われる治療法を見つけ出すことができました。

結果、寝たきりだった祖母は苦痛から解放され、今も元気に老人ホームで暮らすことができるようになりました。

もしも、自力で調べ、当時は賛否両論のあった新しい治療法を選択していなかったら、祖母はここまで元気になることはなかったでしょう。

医者である私でさえ、専門外の治療に関してはこのような有様です。医療に関係のない多くの方であれば、病院選びにはもっと苦労するに違いありません。

私の祖母のように、必ずしもうまくいくとは限りません。しかし、正しい知識を持った上で病院を選ぶことが、自分や家族の人生の幸せにつながるはずです。

患者さんを紹介する立場にある、開業医である私が、どのように病院を選べばいいのか、包み隠さず公開します。

まず第1章は、病院選びの前に知っておきたいことの基本編として、医療機関に関する話をまとめています。医療機関は時代の流れとともに形を変えてきています。病院探しを始めた際、思わぬところでつまずき、遠回りや失敗を経験してしまうかもしれません。そうならないよう医療機関の基本事項を押さえましょう。

続いて第2章は医者に関する基本編です。「医者がどのようにしてキャリアを積むのか」からスタートし、現代の医者のあり方についてや、名医の条件についても触れていきます。

第3章はいよいよ本題、大学病院や総合病院などの大病院の選び方について説明します。インターネットが発達した現代ならではの手法をぜひ吸収してください。

第4章はクリニックの選び方になります。よいかかりつけ医に出会うまでの流れを解説するとともに、開業医たちの本音についても迫っていきます。

最後の第5章は「ここだけは選ばないでほしい」という医療機関の特徴を挙げています。

本書の仕上げとして、今通っている病院、もしくは通おうとしている病院が、本当に自分に合った病院なのかの最終判断材料としてお役立てください。

どうぞ最後までお付き合いください。

２０２０年2月

蓮池　林太郎

医者が教える病院・医者の選び方　目次

第5章 行ってはいけない病院

第1章

病院選びの前に知っておきたい医療機関のこと

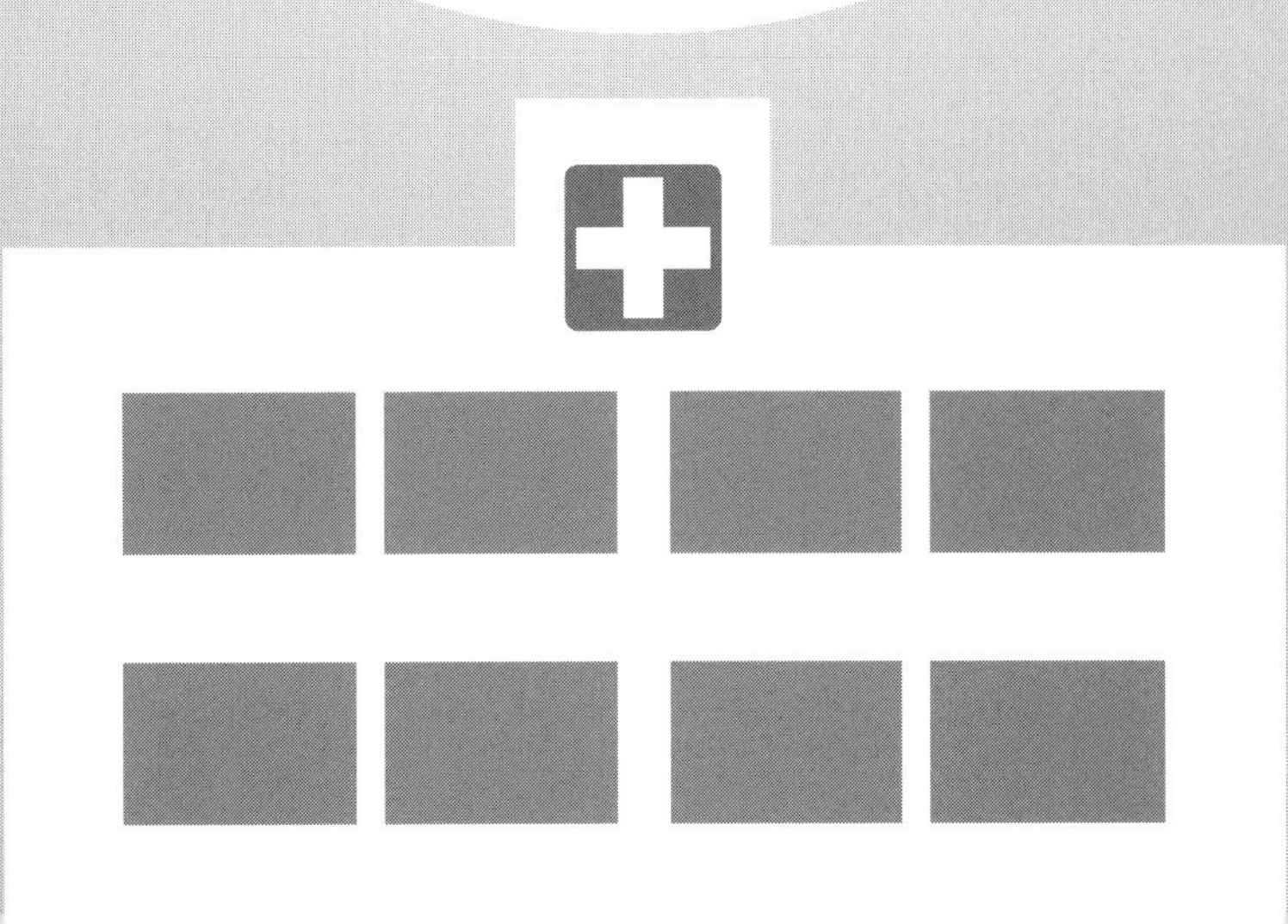

1　時代とともに変わる病院の選び方

■あなたや家族の運命を握る病院選び

どなたにも、もしものときの「かかりつけ」のクリニック・診療所・病院というものがあるでしょう。

または、かかりつけほどではなくても、体調が悪くなったときに診てもらったクリニック・診療所・病院の診察券が、少なくとも1枚は手元にあるのではないでしょうか。

誰にでも、何かの病気や怪我で利用した医療機関が必ずあるものです。

風邪や胃腸炎などの誰もがかかりうるありふれた病気であれば、かかりつけクリニックで改善しますし、治りが悪かったり大怪我を負ったり、重大な病気の可能性が見つかったのなら、かかりつけ医に大学病院や総合病院などの大病院を紹介してもらい、診てもらうことができます。

命に関わったり、後遺症が残る可能性のある病気や怪我は、慎重な病院選びが大切です。

病院選びを間違えてしまうと、場合によっては、寿命を縮めてしまったり、快適な生活を送ることが難しくなってしまいます。

たとえば、ガンが発見されたとき、検査や手術など精密な治療を受けるためには、当然ガンの治療に強い病院で診てもらうべきでしょう。

また、心筋梗塞や脳卒中などの急性疾患の際には、搬送される救急病院の質によって、その後の経過には大きな違いが生じることもあります。

病院ごとの治療技術の差はほとんどないと思われがちですが、どの病院に診てもらうかで、治療方法や治療に伴う負担、治療後の経過などが大きく変わることもあります。人生を続けられるか閉じることになるか、という差し迫った事態にもなりかねないのです。

これら運命というものは、普段診てもらっているかかりつけ医によっても大きく変わってしまう可能性があります。

大病院の選び方、そしてかかりつけ医の選び方。その両方が適切にできることで、あなたやあなたの家族は最善の医療を受けることができるのです。

適切な病院の選び方を知るための前提として、第１章ではまず病院に関する基礎知識を身につけていきましょう。

具体的な選び方をすぐに知りたい方は、第３章以降をご覧ください。ただこの第１章の知識を前提とした内容も含まれているので、もし理解しづらいところがあれば、第１章へ戻っていただき、都度知識を仕入れてください。

■ブランドが力を握ったかつての病院

これまで病院選びの鍵を握っていたのは、家族・友人・知人間での情報交換でした。

「あそこの先生はよく話を聞いてくれる。受付の人の感じもいい。街で看板もよく見かけるし、いいクリニックだよ」

「あそこはヤブ医者だよ。腹が痛くて行ったら胃腸薬だけ渡された。あまりに痛くて後日別の病院に行ったら盲腸だったんだ」

このようないわゆる「口コミ」によって、よい悪いの評判が下され、これらの情報を頼りにお世話になる病院を絞っていったのです。

また、テレビや雑誌といったメディアの特集も評価の基準となっていたことでしょう。車や時計や洋服のように、一種のブランドが非常に力を握っていたといえます。

しかし、口コミやメディアだけでは、取得できる情報量は非常に限られています。他の選択肢を調べたり知ったりする機会を得ることなく、半ば無意識に病院を「選ばされていた」のです。

この限られた情報の中でかかりつけ医を選び、近くの大学病院や総合病院、もしくはかかりつけ医の出身大学の関連病院を紹介してもらうという流れが一般的でした。

　ここで注意しなければならないことは、病院の評判というものは実際、診療科目ごとに全く異なることも多々あるということです。

　同じ病院内でも、内科の医者は優れていて、外科の医者の技術はいまいち、という場合も考えられます。

「○○病院は有名だし評判もよく聞くから」という病院のブランドだけで判断し病院を選ぶと、痛い目に遭う可能性もあります。逆も然りで、質の高い病院を見過ごしてしまう可能性も否めません。

　病院に対する評判は、当てにならないとまでは言いませんが、そこで働く医者は様々ですから、必ずしも期待通りの対応を受けられるとは限らないのです。

「評判がいいから来てみたけど、思ったほどよくなかった」

　そのような経験をした方も多いことでしょう。

　病院の人材は一定ではありません。とくに大病院の場合は入れ替わりが激しく、その都度、評判も揺れ動くものです。

　ブランドは絶対的な価値を示す指標の１つですが、医療機関に関しては、あまり信頼するべきではありません。

■インターネットが選択肢を広げた

さて現代では、それら口コミやメディアだけでなく、新しい情報収拾の手段としてインターネットが登場しました。

多くのクリニックや病院がホームページを開設し、診療科目や診療時間やアクセスなどの基本情報から、院内の様子や院長のプロフィールなど、それぞれの特色を出しつつページを公開しています。

また、インターネットの各メディアにホームページをリンクづけしたり、院長のインタビュー記事を掲載していることも当たり前になりました。

これらを参考にして、私たちは情報を収集し、自身に合った病院を絞ることが可能となっています。

インターネットの隆盛は、メディアの情報集積力が増したことも意味しています。大量のデータを整理し解析した医療関連誌もたくさん出ているのです。

病院のランキング本はその最たるものでしょう。1つの病気に対して、どの病院がどのくらいの患者さんを治療したのか、一覧にして提供する本が毎年更新され世に送り出されています。

あなたや、あなたの親類がインターネットを使いこなせなかったとしても、これらの書

〔図表1　インターネット登場前後〕

【インターネット登場前】

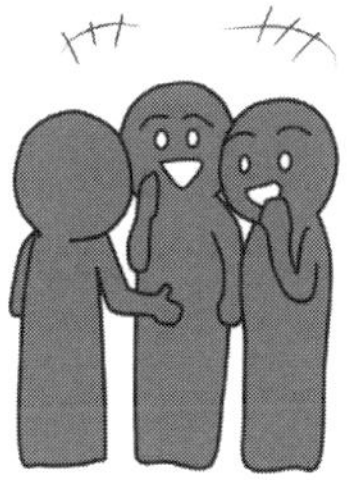

【インターネット登場後】

インターネットの登場で、一人の力だけでたくさんの情報を集められるようになりました。

籍を参考にすれば、正しい情報を集めることができます。

これは医療業界における非常に画期的な出来事だと思います。インターネットの大量のデータに基づいた情報を参考に、私たちは適切かつ効率的な病院選びや医者選びがしやすくなりました。

医療技術が年々進歩していることも大きいですが、このように多くの人がより質の高い治療を選んで受けられる権利を獲得できたことも、私たちの健康寿命を延ばす一端を担っているのではないでしょうか。

2　病院の選び方とそれぞれの特徴

■病院選択法のまとめ

それではさらに、現代の病院の選び方にはどういったものがあるか、それぞれの特徴を、メリットデメリット含めてまとめておきましょう。

いざ病院選びをする場面に直面したら、まずはここをさらっと読み返しておくことをおすすめします。そうすることで、病院選びで「手薄」になっていた手段に気づくことができるはずです。

いくつもの切り口から情報を収集し、よいところや懸念点を整理し、総合的に判断して、適切な病院を選択することが大切です。

■リアルの口コミ

身近な人の間で交わされる評判のことです。

リアルの口コミは信憑性が高い傾向にありますが、極めて主観的であることには気をつけるべきでしょう。

感じ方というのは個人差があります。隣人にとっては好印象の医者でも、自分にとっては相性が最悪の可能性も捨て切れません。

また、前述したとおり、病院の場合は診療科目ごとで質に差がある場合も考えられます。「○○病院はいい・悪い」という評判を鵜呑みするのは危険です。

リアルの口コミは、利用頻度の高い、ありふれた病気全般を診てくれるクリニックや医院などでは参考になりますが、大病院などではあまり信頼できない傾向です。

■インターネットの口コミ

インターネットで「○○病院　評判」などと検索すれば、簡単にクリニックや病院の評判を知ることができます。

たくさんの口コミを多角的に集積しているのがインターネットの口コミの特徴です。リアルの口コミ以上の精度が期待できるでしょう。

インターネットの口コミを参考にすれば、相性のよい医者に会える確率は高まります。しかしインターネットの口コミは取り扱い注意。いわゆる「サクラ」の口コミや、嫌がらせによる口コミが含まれている可能性もあるからです。間違った解釈をしてしまうと、期待外れの結果を得てしまうこともあります。

リアルの口コミも含めて、口コミについては後ほど詳しく説明します。

■ホームページ

医療機関のホームページを見て選ぶのも最近のスタンダードとなりました。通いたい時間帯に開いているかを瞬時に確認できますし、事前に院内や働いている人たちの雰囲気をつかむことができます。どういった分野を得意としているのかも知ることができるでしょうし、病気の症状や治療法について詳細に説明しているホームページもあります。

医療もこのようにインターネットに力を入れるところが増えていますが、必ずしもホームページの質が、そのクリニックや病院の技術と比例しているわけではないことに注意しておきましょう。

たくさんの患者さんを確保するため、ホームページや広告に大金をつぎ込み、入り口だけ立派で中身が伴っていない医療機関もないとはいえないのです。

ホームページの説明は丁寧でわかりやすく好印象だったのに、行ってみたらかなり扱いがぞんざいで説明もいい加減だった、というケースも実際に聞いたことがあります。

ホームページに全く力を入れていない、もしくはそもそもホームページを持っていない、アナログな医療機関もまだまだあります。地域密着型で、高齢の方が開業している昔ながらの診療所に多いでしょう。

こういうところのほうが、丁寧に診てくれてなおかつ経験と技術が培われていることもあります。何度も通ってくれているリピーターの患者さんが多く、これ以上受け入れる余裕がないため、あえてインターネットに力を入れない方針だったりするのです。

以上より、ホームページの有無や、ページ内の雰囲気だけで通う医療機関を選ぶのは、少々リスクが高めといえます。

パソコンやインターネットの扱いが慣れていない方も家族や知り合いの協力を得て、ホームページで確認をするようにしましょう。

■患者の会

重い病気、特殊な病気、症例が少なく治療できる病院が限られている病気の場合、患者の会を訪ねることは非常に有用です。

現在はインターネットを経由して見つけることが一般的でしょう。どの病院で治療を受けるのが望ましいか、経験者からアドバイスを詳細に受けられるのが最大のメリットになります。質と量ともに豊富な情報を得ることができるでしょう。

訪ねるといっても、直接会に参加しに行く必要はありません。インターネットを使った交流、たとえばメールのやり取りだけでも十分情報は集められます。

ただ、症例の少ない病気は苦しみや悩みを打ち明けられる仲間ができることで、精神的な安らぎを得ることができるものです。可能であれば実際に会員と交流し、新鮮な情報を共有し合っていくのがいいかと思います。

■雑誌やテレビ

世間の健康志向が高まるに連れ、特定の病気を特集している雑誌やテレビをよく見かけるようになりました。自分や身近な人がその病気の当事者であれば、雑誌を手に取り、番組には釘づけとなることでしょう。

当該の病気の専門家として何人かの医者が紹介されることがあり、「この人なら頼りになりそう」と、彼らの勤務している病院に問い合わせることがあるかもしれません。もちろん彼らはその病気の専門家として、一定以上の知識と技術を備えていることでしょう。しかしそれが、専門家たちの中で極めて上位にあるかどうかは、雑誌やテレビだけでは判断できないのも事実です。

雑誌の場合、掲載料金を支払って雑誌に掲載されている病院というケースもあります。これはあくまで広告であり、治療技術が抜きん出ているから選ばれ紹介されている、というわけではないのです。

またテレビの場合、取材を積極的に受ける「出たがり」な医者が出演しているケースも考えられます。治療技術も優れているのかもしれませんが、テレビに出ているからといって彼らの実力が保証されているわけではありません。

世の中には、おしゃべりは苦手だけれど治療技術には長けている医者も大勢います。むしろこちらの方が大多数かもしれません。

雑誌やテレビで病院を選ぶことに対して、ネガティブな見解を並べてしまいましたが、参考にすることが悪いとはいいません。

信じ切ってしまうのは危険だということです。他の選別手段も駆使して、総合的に判断する意識が大切になります。

■ランキング本

こちらはすでに紹介済みですが、改めて説明すると、病気ごと病院ごとに治療実績を明示し、ランキング化したものが、ランキング本です。

「いい病院」
「頼れる病院」
「名医のいる病院」

といったタイトルで、毎年更新されて世に出ています。

客観的なデータに基づいて一覧が掲載されているので信憑性は高いといえます。一家に一冊置いておいても損はないでしょう。

ただし気をつけいたことがあります。これらランキングは病院ごとの治療実績を掲載しているのですが、その病院に勤務している医者ごとの成果までは載っていません。ある年を境に、治療回数が減りランキングが落ちている病院があるかもしれません。これは治療実績の高かった医者が他の病院へ異動してしまったためだと考えられます。

病院は人材の入れ替わりが激しい組織です。古いランキング本を参考にして病院を選ぶと、優秀な医者がすでに不在の病院に当たってしまう可能性もあります。ランキング本はなるべく最新のデータを参考にするようにしましょう。

また、ランキング本は雑誌と同様、途中に病院の紹介記事が掲載されていることがあります。これも病院側が掲載料金を負担した広告記事である可能性があるので、「本で特集されていたから」という理由だけで選ぶのは控えましょう。

■データベース

インターネットの発展に伴い、大量のデータを蓄積することが可能になりました。病院ごとの治療実績もデータとして保管され、これを元にランキング本も編集されています。

膨大なデータは厚生労働省が公開しているので、一般の方でも無料で閲覧することができます。ただ、正しい使い方をできる人は少なく、そもそもそんなデータベースがあることを知らない人も多いようです。

病院ごとの治療実績をまとめた巨大なデータベースの１つに、ＤＰＣ（診断群分類包括評価制度）があります。

ＤＰＣを使いこなせれば、特定の病気の治療実績が豊富な病院を、いとも簡単に絞り出すことができます。

現代の最もスマートな病院探しの方法といってもいいでしょう。こちらについては、第3章の大病院の選び方のステップ2にて詳しく説明します。

3　クリニックや大病院など医療機関の違い

■医療機関の種類

「医療機関」というと言葉が硬く、どんなものなのかイメージしにくいですが、「病院」といえば、誰もがどんな場所か、即座にイメージを膨らますことができるでしょう。

しかし「医療機関＝病院」ではありません。病院は医療機関の1つに過ぎないのです。厳密には、病院はいくつかの種類に分かれますし、病院とクリニックは全く別の医療機関になります。

ここでは医療機関の違いについて簡単に説明します。医療機関の分け方はいろいろありますが、ここではクリニック（もしくは診療所や医院などと呼びます）と病院の2つに分け、さらに病院を細かく分けて大学病院や総合病院、そして専門病院について説明します。

■街中で見かけるクリニック（診療所・医院）

一言で、「病床数が19床以下の医療機関」を診療所と呼びます。病床とは患者さんが横になるベッドのことです。

一般的に診療所というと、街角で見かける小規模の医療機関をイメージするでしょう。19床以下は小規模といえますから、そのイメージは正しいことになります。

診療所といいましたが、最近はあまり「○○診療所」という名の医療機関は見かけないかもしれません。クリニックだったり、医院だったり、「○○内科」という名前のところもあるでしょうが、どれも定義の部分は同じです。歯医者の場合は「○○歯科」や「○○デンタルクリニック」が多いですね。

本書では便宜上、これら「病床数が19床以下の医療機関」を、クリニックの呼称で統一します。ちなみに私が院長を務める医療機関は「新宿駅前クリニック」です。現代はクリニックを付けるのが主流の印象です。

名称の話ばかりになりましたが、ここからが本題です。クリニックとはどんな場所でしょうか。

ほとんどのクリニックには入院できるだけの充実した設備はなく、またＣＴスキャンやＭＲＩといった高度な医療機器も設置されていません。

クリニックには大きく2つあり、かかりつけとして全般的な診療を行うクリニックと、ある病に特化した診療を行うクリニックがあります。

たとえば内科のクリニックは、高齢者の方を中心にかかりつけとして利用されていることでしょう。このようなクリニックでは、風邪や胃腸炎をはじめ、高血圧や糖尿病など、内科全般を診療します。

これに対し、内科の病気の中でも糖尿病治療や呼吸器内科専門、甲状腺疾患専門など、特定の病気診療に特化したクリニックもあります。

このようなクリニックは、もともとは大学病院や総合病院などの大病院で、その分野に特化して外来を経験してきた医師が、独立して開業した場合が多いです。技術面で期待が持てますし、治療期間も比較的短く済むことでしょう。クリニックで対応できない病状の場合、信頼できる病院を紹介してくれるようです。

また専門を持つクリニックは特化した性質を持っている分、その病気に関連した医療機器が充実している傾向にあります。

ただし、特定の病気1つしか診ない、というクリニックは非常に稀。

「特定の病気治療に強みを持っているが、かかりつけで利用できるクリニックとして幅広く診療する」というスタンスのクリニックがほとんどでしょう。

■病床数20床以上なら病院

病床数19床以下の医療機関がクリニックなのに対し、20床以上の医療機関は病院に分類されます。

病院はクリニックよりも大きな規模で、常に入院患者さんを抱えているところが大多数です。名前は「○○病院」が最も耳にするでしょう。

一般の方はクリニックと病院両方をひっくるめて「病院」と呼ぶケースが見られますが、厳密にはクリニックは「診療所」であり、「病院」を名乗ることはできません。

病院はクリニックよりも重大な病気を扱う傾向にあり、精密な検査や手術を行う設備を揃えているところもあります。

クリニックと病院の違いをわかりやすく表現するなら、クリニックが広く浅く病気を診るのに対し、病院は診療科目ごとに担当医が就き、より専門的に狭く深く診るところになります。

病院は、さらに細かく分類すると、一般病院、特定機能病院、地域医療支援病院などがあり、それぞれの役割や定義は異なっています。

ここではわかりやすく、広く知られている病院の種類で、大学病院、総合病院、専門病院について説明します。

■大学病院

大学病院はその名のとおり、医学部がある大学が管理運営している病院です。厳密には大学の附属病院という位置づけになります。

大学病院の大きな特徴は、３つの責務があるということです。すなわち「教育」「研究」「診療（臨床）」です。

未来の医者を育てる教育の使命があり、医療技術進歩のため日々研究に余念がなく、もちろん患者さんの診療にも専念します。

大学病院の数は、国立・私立・公立、そして本院や分院も合わせて、２０１９年時点で全国に１６０強あるとされています。場所は東京や大阪などの大都市に集中しています。

大学病院は高度な医療機器が揃っていて、研究機関でもありますから、最先端の治療技術に長けている傾向にあります。

医者の数は豊富ですが、教育機関の側面もあるため、新人からベテランまで多種多様の人材が勤めているのも特色といえますね。

まだ医者になりたての研修医がけっこういるので、大学病院に通ったことのある方の中には、経験の浅い医者の診察を受け、ぎこちなさに不安を感じたケースも多々あるかもしれません。

■総合病院

総合病院は、定義としては病床数が100床以上あり、内科や外科などの主要な診療科を含んでいる医療機関です。

多くの、大学病院ではない病院が、この総合病院に含まれるでしょう。

1000床以上あるかなり規模の大きい総合病院もあれば、300床以下の中小の総合病院もあります。大学病院と同様、高度な医療設備が揃っている傾向にあります。

大学病院との違いを挙げるなら、大学病院の役割に合った教育や研究の必要がないというのが大きいでしょう。総合病院に勤める医者は、診療だけに専念することができます。

ただ実のところ、大学病院の「医局」と呼ばれる組織に所属している医者が総合病院に派遣されて来ているケースもあります。

彼らはそれぞれ研究のテーマを持っていたり、大学で講義を持ち教育に携わっていることもあります。研究をメインにしている医者も少なくなく、総合病院へ来る頻度が低い医者も中にはいます。滅多に予約がとれない医者はこれに該当しているからかもしれません。

あくまで総合病院の役割が診療のみであって、勤務している医者によっては別の仕事があるということです。このような人事背景については後ほど、医局のところで詳しく説明します。

〔図表2　医療機関まとめ〕

医療機関	病床数	特徴	院名の例
クリニック・診療所・医院	19床以下	街中で見かける一般的な医療機関。不調を感じたとき、かかりつけとしてまずはここに診てもらう。幅広く診療を行うが、医療設備は病院と比べて乏しい傾向。	○○クリニック ○○内科 ○○医院 ○○診療所 など
専門のクリニック・診療所・医院		特定領域に特化したクリニック。専門治療を強みとしているが、一般的なクリニックと同様に幅広く診療対応できる場合が多い。	○○糖尿病内科クリニック ○○甲状腺疾患専門診療所 など
総合病院	100床以上	主要な診療科目を含んだ病院で規模は大きい。高度な医療設備が揃っている傾向。	○○総合病院 など
大学病院	20床以上	医学部のある大学の附属病院。診療だけでなく研究や教育も行う。医療設備が充実していて、最先端の医療技術に長けている傾向。	○○大学附属病院 など
専門病院		特定領域に特化した病院。その領域のスペシャリストと医療設備が揃っている。	○○がんセンター病院 など

■専門病院

専門病院とは、明確な定義はありませんが、がん専門病院、小児専門病院、循環器専門病院など、ある領域に専門特化した病院を指しています。その専門領域に関する治療については、大学病院以上に得意としている専門病院も少なくありません。

専門性の高い重篤な病気にかかった場合、このような専門治療の病院に診てもらうことで、治りのよさや早さにより期待が持てるかもしれません。

ただ専門的ゆえに、場所はかなり限定されています。通院や入院に伴う負担が大きくなってしまう可能性もあるので、そうした点を十分に考慮してから専門病院を選ぶ必要があるでしょう。

4　二極化する医療現場

■減少傾向の中小病院

医療機関の大まかな分類が把握できたところで、さらに医療機関に関する現状を深掘りしておきましょう。

２０１９年５月の厚生労働省の発表によると、病院とクリニック（診療所や医院、歯科医院なども含みます）を合わせた医療機関の合計数は17万９２０８施設です。

そのうち、大学病院・総合病院・専門病院などを含んだ全病院は８３２４施設で、クリニックは17万８８４施設。日本のほとんどの医療機関はクリニックであることがわかります。

病院の数は減少傾向で、私のような開業医が増え続けているのが現状です。

国の政策の関係もあり、中小規模の病院がとくに減っていて、病院はベッド数の多い大病院に集約化されています。

■二極化の利点

このように医療現場は二極化の一途を辿っていますが、これは決して悪いことではあり

〔図表3　医療機関円グラフ〕

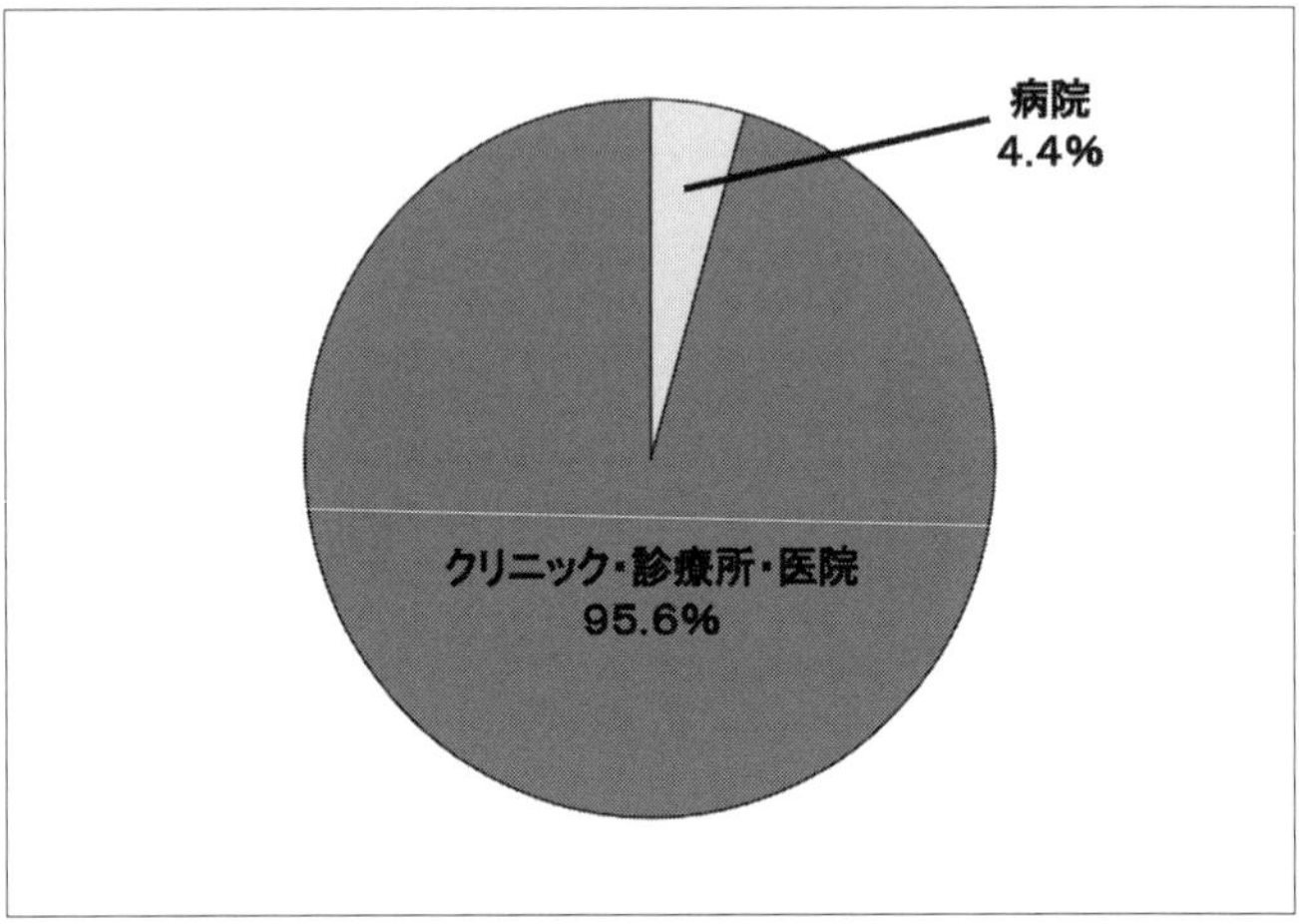

ません。二極化によって、誰もがまんべんなく治療を受けられる流れを構築できるからです。

流れと言いましたが、それはつまりこういうことです。

まず私たちは体調不良を感じるとクリニックで診てもらいます。そしてクリニックの設備では治療しきれない症状や、大きな病気の疑いがあり精密な検査が必要なとき、病院を紹介してもらいます。

この2段階の流れを構築することで、大きな病院は混雑を防ぎ、手遅れになることの極めて少ない理想的な医療を成し遂げられます。

ここで重要となるのは、医療の入り口であるクリニックがたくさんあればあるほど、この理想が達成されるということです。

もしクリニックが少なかったら、大きな病気を患った人が速やかに診察を受けることが叶わなくなり、症状の悪化を招いてしまいます。

ですから現代の二極化していく医療の現場は、理想の状態に近づいているともいえるわけです。今後も開業医の数が増えていくよう、医療業界の仕組みづくりが徹底されていくことでしょう。

5　気をつけたい「口コミ」の真実

■口コミは曖昧

病院選びの重要指標となる「口コミ」について、ここでは絶対に押さえておきたいポイントについてお話しします。

クリニックや病院に足を運んだ患者さんが、その医療機関のよし悪しを評価する基準というのは、患者さんごと非常にまちまちです。

「対応がよかった」「話をよく聞いてくれた」「愛想が悪かった」といった応対を重視する人もいれば、「すぐ診てくれた」「かなり待たされた」といった混み具合を重要評価基準にする人もいます。

中には「薬をたくさん処方してくれるからあのクリニックは好き」と評価を下す人もいます。本当に薬をたくさん処方することが、患者さんのためになるかは別として、これも評価基準の1つとする人がいるということです。

しかしこれら評価基準というのは、非常に曖昧で、タイミングによって大きな差があると思います。

たとえば混み具合に関していえば、たまたま空いている時間帯に通えたから、好印象を抱けたのかもしれません。

逆に大混雑のタイミングであれば、長時間待たされイライラさせられるでしょうし、忙しさのあまり受付や医者の対応もぞんざいになってしまいがちかもしれません。

また病院であれば、受診した診療科目によっても、対応や混雑具合が異なるケースも多いでしょう。

原点に立ち返ってみれば、病院を評価する上で最重要なことは、治療内容です。待ち時間があったり、対応に気になるところがあっても、治療の腕が優れているのであれば、多少のことは目をつぶって通院することをおすすめしたいです。もちろん、あらゆる面において優れている医療機関がベストではありますが。

口コミで見聞きする対応のことや待ち時間のことは、あくまで参考程度の評価と見ておくようにしましょう。

利用する側が最も重視すべきなのは、そこに通うことで、滞りなく症状が改善されたかや、どのくらいの期間で治すことができたかといった、医者本来の実力部分なのです。

■ネットや口コミはどこまで信頼できる

口コミにはリアルとインターネットの２つがあることはすでに触れました。

インターネットの口コミには様々な意見が集積されていて、多角的に評価を下しているので、一定以上の信頼性はあるものです。

しかし、これも前述したことですが、ベタ褒めのサクラ行為に近い高評価や、逆に事実ではないことを書き並べる嫌がらせ行為による低評価も、インターネットの口コミには紛れ込んでいます。

前者は医療機関の身内による書き込みが多いのでしょう。後者は、近隣の競合が書き込んでいたり、「なんとなくイライラしていたから」という理由で、利用をしたことがあるかどうかも疑わしい人が、無差別に書き込んでいるケースもあるでしょう。

サクラや嫌がらせレビューすべてを見抜くことは難しいです。それら個々の怪しいレビューばかりに囚われず、あくまでも総合的に、いくつもあるレビューたちの平均的なところで、該当医療機関の評価を見極める必要があります。

とくに気を付けたいのは、やたらといい評価と、やたらと悪い評価、両極端なレビューばかり並んでいる医療機関です。

こういうところの実力は測りづらく、できれば利用しないでおくことを推奨します。最も理想的なのは、高評価ばかり並んでいるところですね。逆に低評価ばかりのところは察しがつくので、行かないほうがいいでしょう。同業者として、そのような低評価だけの医療機関がないことを願っていますが。

■期待とのギャップで上下しやすい

口コミは極めて主観的で、それぞれの状況に応じたバイアス（偏り、偏見）がかかっていることは覚悟しておくべきです。

このことは飲食店でイメージするとわかりやすいでしょう。

たとえばテレビや雑誌でグルメ特集を見ていたとしましょう。そこでものすごく美味しそうなラーメン店が紹介されていて、食べに行ってみたいという気持ちが抑えきれなくなったとします。

ただ、ネックだったのがお店の場所。自宅から2時間もかかるところでした。

「遠いのは嫌だけど、どうしても食べたい！」

懸念を振り払い、次の休日に2時間かけてそのラーメン店へと足を運びます。

現地についてびっくり、昼時のピークを過ぎた時間でも長蛇の列ができています。メディアで紹介され、自分と同じようにはるばる訪れた人も多いようです。

結局30分以上並んで、くたくたの状態で席に案内されます。

ようやく念願のラーメンにありつけました。味は確かに美味しく満腹になれたのですが……心のどこかにわだかまりが残ります。

「わざわざ時間をかけて来て、さらにこれだけ待たされて食べるほどの味だっただろうか」

ラーメン店を後にし、もしインターネットで口コミレビューを書くとしたら、どのように書くでしょうか。

「店は行列ができていて疲れた。味も、わざわざ遠方から食べに行くほどのものでもなかった」

といったレビューとともに、5段階評価の2や3、味によっては1の評価を下すことも辞さないのではないでしょうか。

しかし、もしこのラーメン店が歩いて5分以内の距離にあり、タイミングがよくほとん

〔図表4　クリニックのレビュー〕

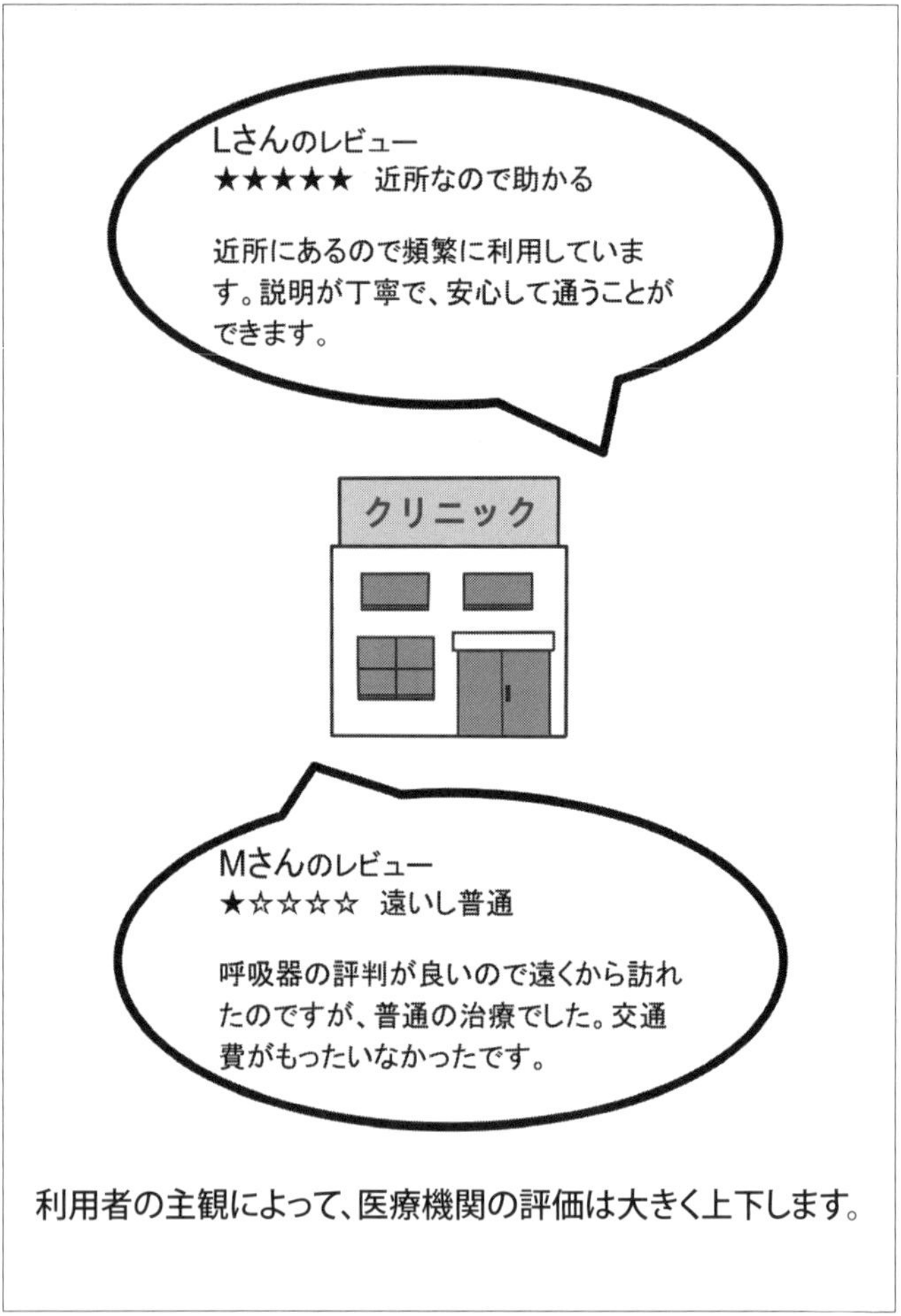

ど並ばずに食べられたとしたら。迷わず4や5の高評価をつけたことでしょう。

これと同じことが病院でもいえるものです。評判を聞いて、遠くからはるばる治療にやって来た方が、診療について「案外普通だな」と感じたとき、がっかりした気持ちとともに低評価をつけてしまいがちです。

期待感が高ければ高いほど、待ち受けていた結果がそれほどでもなかったり、わざわざ遠くから足を運ぶほどでもないと感じると、たとえ治療の技術が一定以上の水準であっても、評価は低くなってしまいます。

これは、インターネットを利用した集患に力を入れている医療機関ほど陥りやすい現象です。

近場だけでなく遠方から足を運ぶ患者さんが多く、その割には対応の仕方がマニュアル的で治療方法もありふれていると、患者さんは期待値以下の印象を抱いてしまいます。

■口コミはあくまで「相対」評価

口コミは、各々の立場や環境に応じた、相対的な面が強い傾向にある指標です。

期待したほどのものではないときは大いに落胆し、逆に期待していた以上のものが得られたときには相対的に評価が上がります。飲食店や病院はもちろん、映画もお見合いも何でも当てはまることでしょう。

クリニックや病院選びで口コミを参考にする際は、この点を十分に踏まえておくようにしましょう。

「遠くに来たのに意外と普通だった」「すごく混んでいて待たされた」といった相対的な評価は、さほど重視しなくて大丈夫です。

そして治療の技術や設備など、絶対的な部分である医療機関の本質に触れた評判は、大いに参考にするといいでしょう。

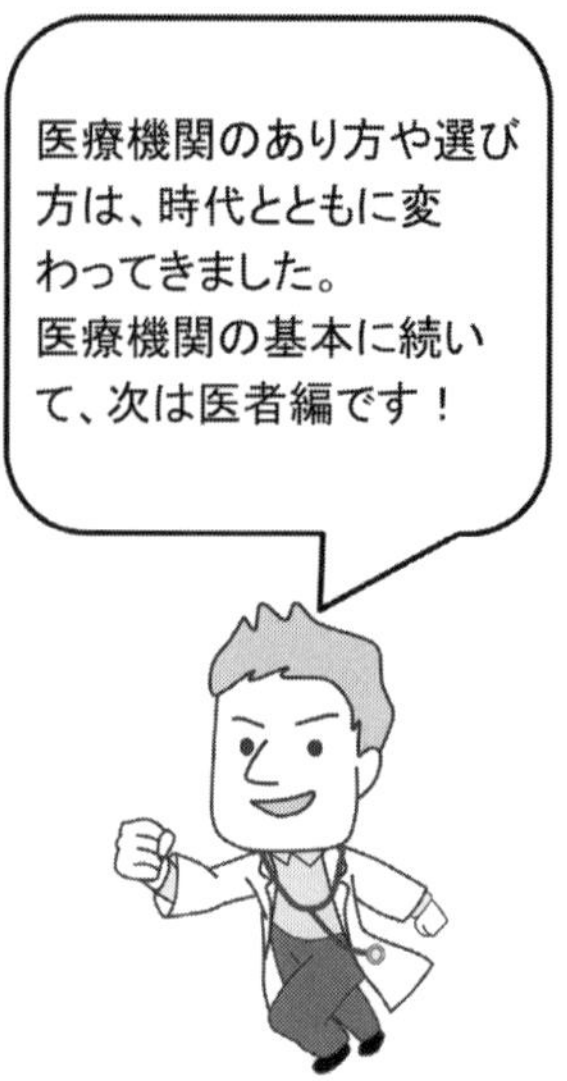
医療機関のあり方や選び方は、時代とともに変わってきました。
医療機関の基本に続いて、次は医者編です！

第2章

病院選びの前に知っておきたい医者のこと

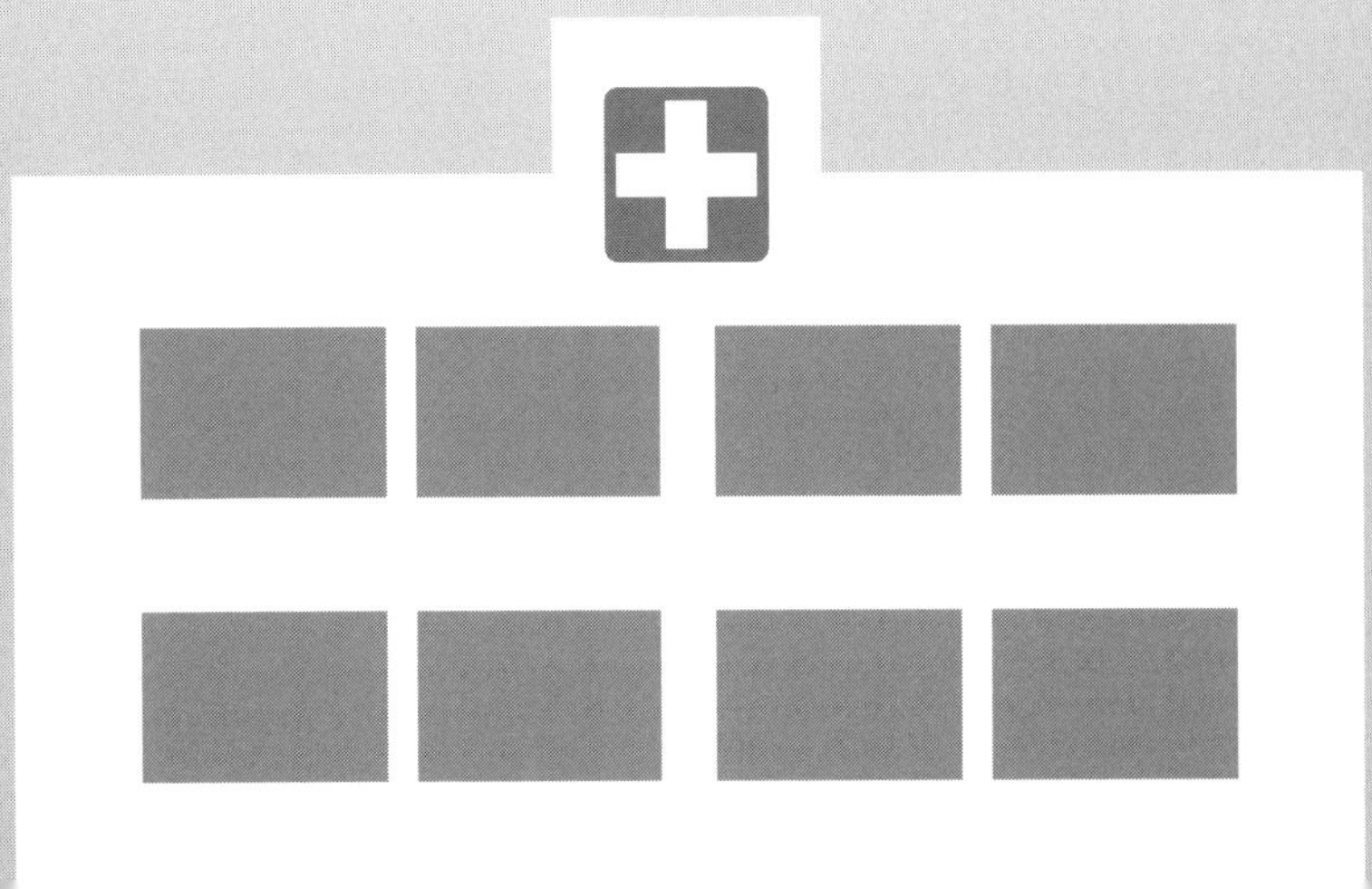

1　医者のキャリア

■病院も会社

第1章のテーマは、クリニックや病院を選ぶ前に把握しておきたい、医療機関に関する基礎知識編でした。

第2章ではさらに医療機関の内側、医者に関する重要事項をお伝えしていきます。医者という職業がどういうものかを知っていただくとともに、病院選びに必要となる「いい医者との出会い方」のヒントを得られるはずです。

まず知っていただきたいことは、病院も人間の集まりでできた組織であることです。その性質は会社に非常に近く、損失を減らしながら運営されていく必要があります。

これを達成するために病院は、確かな医療術を持つ人材を集めることを当然の方針としています。技術力のないコックばかり抱えている飲食店から潰れていくのと同様、腕のある医者が不在の病院から廃れていくものです。

「医師免許を持っているなら、みんな同じだけの能力を有している」といった、いわば医者を神格化したようなイメージを持って医療機関に接する人もいますが、実際そんなことはありません。医療業界のそばに身を置く人ほど、この事実を噛み締めていることでしょう。

すべての医者が同じだけの器量を有しているわけではないのです。

若い医者は経験が浅いので、ベテランの医者に比べるとミスを犯す可能性は高いでしょう。また年配の医者は経験豊富でも、加齢による腕の衰えがあるかもしれませんし、古い知識で治療にあたっているかもしれません。

会社は組織であり、その組織に属す人は様々であることを忘れてはなりません。

「○○病院ならよく診てくれる」とひとまとまりで考えるのではなく、担当する医者との出会い次第で、治療への道のりも一変することを覚悟しておきましょう。

すなわち、患者さんが個々の医者を見極めることはとても重要なことなのです。ときには担当を変えてもらうよう要請したり、自分に最適な医者との出会いを求めて他の病院に移ることも視野に入れておくべきです。

■一人前の医者になるまで

このような見極めをするための参考材料として、まずは基本的な医者のキャリアの積み方について紹介しましょう。

今後本書では研修医や勤務医といった各医者の立場や、一般の方にはあまり浸透していない医局など、医療業界の専門用語が出てきます。これらへの理解を深めることにもなるので、ぜひ目を通してください。

まずさらっと医師免許取得までの流れを書いておくと、大学受験で医学部に合格し入学することから医学への道はひらけます。各医学大学によってカリキュラムに違いはありますが、一般的に、1から4年目までは毎年進級試験があり、5年目は病院実習、6年目は卒業試験です。

医師国家試験に合格したらいよいよ医師免許取得となります。まずは初期研修医として、臨床研修病院に2年間配属されます。

この2年間にて、内科や外科、小児科や産婦人科などをはじめ、さまざまな診療科で臨床を経験することになります。この過程の中で自分にマッチした科を模索し、同時に総合的な医療技術を身につけることができます。

初期研修が修了すると次は後期研修医です。大学病院や総合病院の診療科に勤務し、専門的な医療技術を磨いていくことになります。ここからがようやく一端の医者ということになりますね。

初期研修医と後期研修医は、時間上は2年間ほどの差しかありませんが、技術には大き

〔図表5　医者のキャリア〕

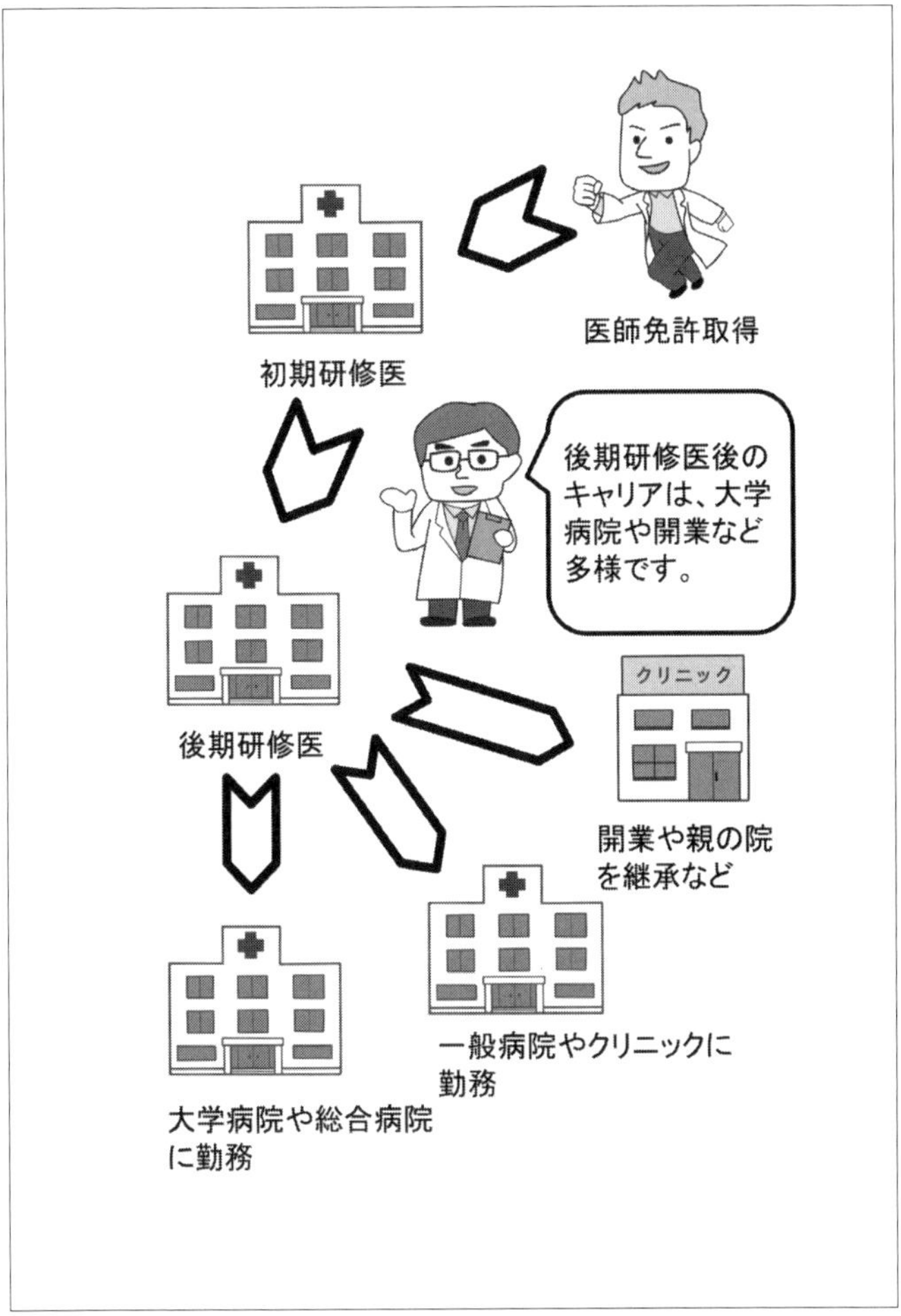
医師免許取得
初期研修医
後期研修医後のキャリアは、大学病院や開業など多様です。
後期研修医
クリニック
開業や親の院を継承など
一般病院やクリニックに勤務
大学病院や総合病院に勤務

な差があります。研修医の一言でまとめてしまうのは、医者の立場からするとかなり違和感があります。

「研修医だそうですが、前期ですか後期ですか」などと医者に尋ねる必要まではありませんが、立ち回りを眺めて判断をつけておくのがいいでしょう。

後期研修医であれば責任も大きく技術もある程度の水準に保たれていますが、前期研修医はまだどの診療科に落ち着くかも定まっていない状況ですから、診療の各所で未熟さが出てしまうものです。

「ちゃんと診てもらえていないのではないか」と不安を感じたら、担当の研修医もしくは他の医者に相談するのがいいでしょう。初期研修医自身にしろ周りにしろ、初期研修医の実力をわかっているので、然るべき対処をしてくれるはずです。

■各職位の対比

大学病院や総合病院に継続して勤務していると、会社と同じように、少しずつ肩書きが変わっていきます。大学病院の役職とともに、病院と会社の各職位が、どのように対応しているかを紹介しましょう。

まず病院のトップである病院長は、会社でいうところの社長になります。副院長は、副社長や専務や常務といったポジションになるでしょう。

そこから心療内科や産婦人科など各診療科に枝分かれするのですが、これら診療科というのは会社における部署に当たります。

したがって大学病院の場合、各科の長である教授は会社の部長、そして准教授が副部長の職位になるといっていいでしょう。

さらに各科には講師という肩書きがあり、これは課長に近い存在です。さらに次が助手で、これが会社の係長となります。

そしてその次が勤務医。これは会社内の一般社員、いわゆる平社員にあたりますね。

彼ら大学病院で肩書きを持つ医者は、第1章の大学病院の説明にもあったとおり、診療だけでなく研究や教育も行っています。講師という肩書きがあるのは、大学に赴いて教える機会が増えるからです。

一方の総合病院は、教育や研究の場ではないので、教授や講師といった肩書きはありません。組織構造はより会社に近くなります。

院長や副院長は大学病院と同じとして、各科の長については部長と呼び、その下で補佐的な役割を担うのが医長、さらにその下に一般の医者にあたる医員がいる、という構成が一般的になります。ただ総合病院の規模や体制などにより、肩書きは異なってきます。

〔図表6　職位の対比表〕

一般的な会社組織	大学病院	総合病院
社長	病院長	
副社長・専務・常務	副院長	
部長	教授	部長
副部長	准教授	
課長	講師	医長
係長	助手	医員
一般社員	勤務医	

各職位の対比はあくまで一例であり、医療機関によってさまざまです。

　以上の、大学病院の肩書きを知った上で踏まえておきたい大事なことは、肩書きが教授や准教授だからといって、治療技術が必ずしも優れているとは限らないということです。

　診察や手術の腕ではなく、研究面で優れた実績を成し遂げたことで、その地位にいる医者も多くいるものです。

「その分野で有名な人らしいから、教授に手術してほしい」

　このような要望を伝える患者さんがいるようですが、これは少々見当違いです。

教授は研究の成果が評価されているのであって、手術の腕が際立っているとは限りません。

あらゆる組織がそうであるように、病院の実力というのは、末端にいる勤務医たち個々の能力の合計値によって、大きく上下していくものです。

2　研修医に診てもらうメリット・デメリット

■初歩的な診察なら研修医でも安心

大学病院は教育を行う役割を担っていますから、当然研修医を多く抱えています。とはいえ全員白衣に身を包んでいるので、患者さん側からは誰が研修医かは判別できません。

ただ、見た目の若さや（ある程度の年齢に達してから医者の道に進む人もいます）、手際のよし悪しで、なんとなく研修医を特定することができるでしょう。研修医が自ら申告することもあります。

研修医は医者の卵ですから、技術や経験に乏しいため、診てもらうのを不安に感じる患者さんも多いようです。

確かに医療の腕はベテランの医者に劣るでしょう。しかし研修医は医者になったばかりで熱意や志を人一倍持っていて、丁寧な態度を心掛けているので、比較的話しやすい雰囲気があります。

採血や点滴や簡単な検査など、初歩的な診察であれば、研修医に診てもらうほうがやりやすいことも多いかもしれません。この点は研修医に診てもらう1つのメリットといえるでしょう。

■思わぬ負担を被ることも

一方でデメリットもいくつかあります。

まず、研修医は重大な病気を見逃してしまうリスクがあります。これは、詳しくは後述しますが、院内での連携によってリスクを最小限に抑える対策が病院ごとで講じられているはずです。

もう1つの懸念は、重大な病気を見逃さないよう細心の注意を払いたいがゆえに、必要以上に検査をしすぎるケースがあります。

私も研修医時代は「何か重大な病気を見逃していないか」「もっと検査をしたほうがい

いのではないか」と神経質になっていました。誰でも新しい仕事を始めたばかりのころはそういうものでしょう。

結果、研修医に診てもらったことで、検査に時間をたくさん取られたり、想定外の費用がかかってしまう、といったデメリットを経験することも考え得るのです。

■医者間の連携に注目しよう

研修医には大きな決定権がありません。診察する内容もほぼマニュアル通りに近く、上司にあたる指導医の指示に従い行動します。

診察時に不明なことがあったら、指導医に都度相談し指示を仰ぐことが一般的です。とはいえ、指導医も医者が本業ですから、自分の仕事があり、常に忙しく働いています。研修医が指示を仰ぎたくても、指導医が見当たらないケースもあるでしょうし、診察を研修医にほとんど任せきりにする指導医もいるようです。

そこで、患者さん側が研修医に診てもらう際に気をつけて観察したいのが、「研修医の技術」そのものではなく、研修医と指導医がどれだけ「連携しあえているか」です。

私も家族を病院へ連れて行ったとき、研修医に診てもらったことがあります。その際に私が注目したのは、研修医の診察内容ではなく、研修医が要所できちんと、指導医に相談へ行っているかどうかです。

指導医に相談せず、全て自身の判断でやりきろうとしている研修医は、責任感の強いところがあるという見方ができますが、もし重大な病気を見過ごしていたとき、責任を負える立場ではありません。重要事項は都度、指導医へ報告すべきです。

相談に行かない研修医は、おそらく指導医との連携がうまくとれていないのでしょう。

新人の社員が自分でやろうとしても、うまくいかないことがほとんど。大事なことは、わからないことや自分では判断できないことがあったら「上司に尋ねます」と正直に言うことです。そして相談に行った上司がきちんと教えてくれるところが、よい組織というものです。

研修医と指導医との間のホウレンソウ（報告・連絡・相談）が欠けている病院は、信頼できる病院とは呼べません。両者の間だけでなく、病院全体がそのような性質を持って運営されているかもしれません。

医者間の連携が欠けている病院だと感じたら、警戒したほうがいいでしょう。大きな病気を抱えていたとしても、気づいてもらえない可能性があります。

逆に、こまめに指導医と研修医との連携がとれているように感じる病院であれば、健全な病院と考えていいでしょう。

3　病院選びのヒントになる「医局」

■医者の転勤

意外に知られていないことかもしれませんが、医者にも転勤があります。たとえばＡ大学病院に勤務していた医者が、Ｂ総合病院に転勤になるといった人事です。逆に総合病院から大学病院に転勤したり、総合病院間を転勤することもしばしば起こります。

いったいこのような人事は誰の権限によって決められているのでしょうか。

会社であれば、人事部門の指示によって、営業所を移るとか、新しくできた部署に異動とか、子会社や関連会社に出向するといった事情は理解できます。しかし病院の場合、Ａ大学病院からＢ総合病院なんて、一見すれば全く関連のないような間柄での転勤です。

この理由を説明するとともに、医療業界に存在する「医局」と呼ばれる人事権を握ったグループについて触れていきます。

■確かな定義のないあいまいな組織

実のところ、先ほどの例に挙げたような転勤の場合、Ａ大学病院とＢ総合病院は提携関係にあります。

そしてその背景で鍵を握っているのが「医局」なのです。

医局という言葉、医療に関係のない人であれば、普段の生活の中で耳にする機会は少ないでしょう。医療業界を舞台にした小説やドラマで多少出てくる程度で、具体的なイメージを持っている方は少ないのではないでしょうか。

医局はその得体の知れないぼやけたイメージが示すとおり、法令上で決められたものではなく、確かな定義は存在しません。医局ごとでもその全容は異なります。

ですので、ここでもはっきりとした特徴を伝えることができないのですが、できる限り一般的に、わかりやすく説明します。

医局を知ることも病院選びのヒントにつながるので、ぜひこの機会に知っておいてください。

医者のキャリアについて今一度振り返ってみましょう。

大学医学部を卒業し、医師免許を取得すると、2年間の初期研修を行います。この初期研修修了とともに、医局に入るのが一般的なコースとなっています。

それではずばり、医局とは何か。

医局とは、大学の研究室や診療科単位で設けられた1つのグループです。少し砕けた表現を使うなら、教室やゼミやサークル、硬くいえば医局1つひとつが会社組織に近いものとなっています。

■つまりは派遣会社

すべての医者が医局に必ず入らなくてはいけない、といった規定はありません。

自分が卒業した大学の医局に入る必要もありません。後々親の医院を受け継ぐから、実家近くの大学の医局に所属する、といった選択肢もあります。

医局に入ることによるメリットは大きいです。

有り体にいえば、医局に所属した医者は、仕事に困ることはまずありません。医局は提携病院とのつながりを持ち、人事権に近い権利を有しています。医局内に在籍している限り、勤務先を紹介してもらえるのです。

たとえば、A大学病院に循環器内科の医局があったとしましょう。そしてこの医局は、B総合病院やC総合病院といった総合病院と連携を持っていたとします。B総合病院やC総合病院は、A大学病院の関連病院という間柄になりますね。

そしてこのA大学病院循環器内科の医局から、B総合病院やC総合病院の各循環器内科へ、必要に応じて医者を派遣することになるのです。

〔図表7　医局主導の人事〕

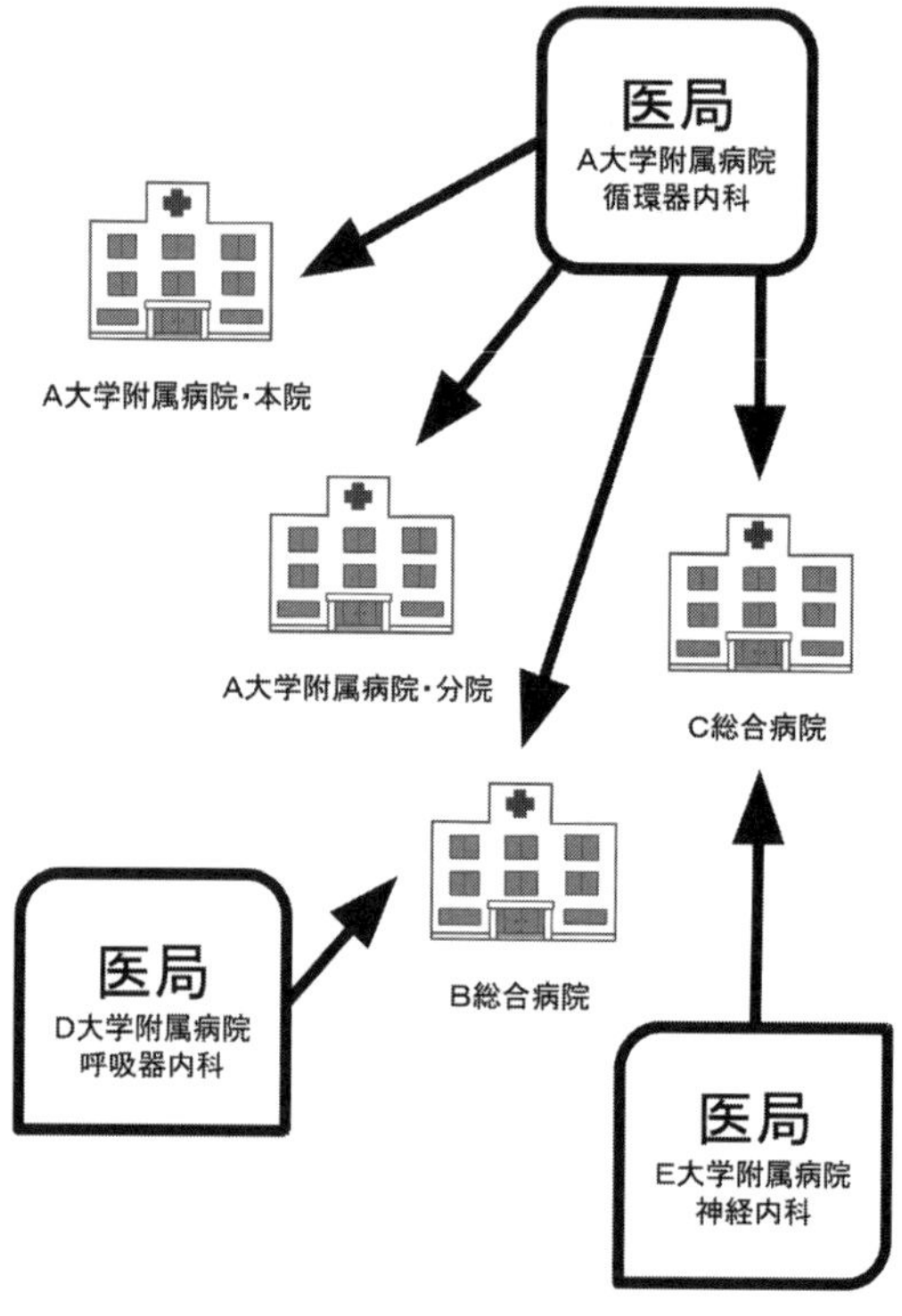

同じ病院内であっても、診療科目ごとで派遣元の医局が異なることはよくある話です。

総合病院には医者を育成するプログラムがないところもあります。そこで、医者の教育を行う大学病院から人材を派遣してもらうのです。そのために医局のコネクションを活用しています。

医局に属する医者の中から、誰をどの病院へ派遣するかは、医局内で実質的な人事権を握っているトップ、つまり主任教授が主に決めます。

つまり医局は、いわば人材派遣会社の役割を担っていることになります。

先ほどの例で注意しておきたいのは、医局による人事異動はあくまで循環器内科だけの話であることです。

つまり、B総合病院は、循環器内科はA大学病院から人材を派遣してもらっている一方、呼吸器内科は別のD大学病院から派遣してもらっているケースもあるということです。

■科によって技術に差がある総合病院も

以上のことから、病院を選択する患者さん側が知っておきたい重要なことが1つあります。

同じ1つの総合病院であっても、診療科によって医者の派遣元が全く違うことは当たり前のように存在します。ですから、治療の方針や技術面においても、科によって差が起き

〔図表8　医者のプロフィール例〕

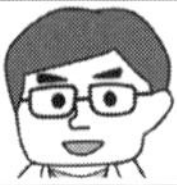	山田　太郎 A大学医学部卒業
平成13年	A大学病院　循環器内科
平成16年	B総合病院　循環器内科
平成20年	C総合病院　循環器内科
平成25年	A大学病院　循環器内科
平成28年	Fクリニック　開院

このようにたくさんの異動を経験している医者は、医局の意向による場合であることが多いです。

てしまうものなのです。

「A大学病院で診てもらったけど、対応もすごくよかった」という評判だけでは、全く意味をなさないことになります。病院選びをする際は、A大学病院のどの診療科で診てもらったかまで教えてもらい、参考にするべきでしょう。循環器内科の診療は優れていても、呼吸器内科はいまひとつの可能性があるのですから。

ちなみに、医局の人事を活用せず、総合病院に直接就職する医者います。

医者専門の就職転職を斡旋する会社も増えてきましたし、知り合いのつてで職に就く医者もいます。

就職した場合、医局に縛られず自分で身の振り方を決められます。転勤を通達されることはまずないでしょう。

一方の医局に属している医者たちは、医局の人事によって転勤をよく経験することになります。

とはいえ、転勤ばかりしているから腕がいいとか悪いとかは一概にいえません。会社の人事異動と同様に、医者本人の意思や質や状況とは関係なく、医局や関連病院同士の都合によって、転勤が決まっていくケースが多いからです。

以上が医局に関する大まかな説明になります。

医局についての概要を知ることで、総合病院は科によって全く質が異なる理由がおわかりいただけたことでしょう。

4　現代の医者のあり方

■愛想がいいと名医に見える？

医者のよし悪しというのは「わかりやすく説明してくれるか」「親身になって話を聞い

てくれるか」など、人柄や愛想といった要素で判断されがちです。

美容室や理容室でも、その施術者の腕などは素人にはなかなかわからず、話しやすさや感じのよさなどで印象が大きく変わるかなと思います。

愛想がいい医者は、名医とまではいかなくとも、信頼されがちな傾向にあるのは間違いないでしょう。

医者側の視点でいうと、愛想がいいだけで、専門性が低く名医とは程遠い医者がいることも事実です。逆に、愛想がいまいちで患者さんからすれば名医とは間違ってもいえないけれど、医者の間では名医と評価されている、一流の腕を持った医者もいます。

愛想がよくないからという理由で「2度とあの医者には診てもらうものか」と感じる患者さんもいるようですが、それは非常にもったいないことだと感じます。

もしかしたらその無愛想な医者こそが、自分の病気を治してくれる唯一無二の名医かもしれないのですから。

■求められる専門性と人間性

現代の医者に求められる能力は、病気のことを熟知し治療技術に長けた専門性と、患者さんファーストで細かいところにまで気配りのできる人間性、その両方です。

どちらも一定以上に備えていることが大切であり、どちらか一方だけが突出しているような医者は、黄色信号の要注意と見ていいでしょう。

極端な話、専門性が高く人間性が欠落している医者は、患者さんだけでなく仲間からも信頼されていないでしょうし、患者さんに対して配慮の欠けた対応をすることも頻繁にあることでしょう。

これは周りに対してストレスの原因になります。とくに患者さんに対しては症状悪化や治療を長引かせてしまう要因にもなりかねません。

反対に、人間性ばかり優れていて専門性が全くない医者は、言わずもがなですが、重大な病気の治療を任せるには値しないことでしょう。

専門性と人間性のバランスは、どの種の医療機関に診てもらうかで変わります。

クリニックの場合、専門性はそこまで高いものは要求されないので、人間性のほうがより重視される傾向にあります。

相談によく乗ってくれるとか、思いやりのある温かいアドバイスをしてくれるといった対応面が、医者のよし悪しを決定づけるかもしれません。

ただしそれらアドバイスには、専門的知識が大前提です。日々知識の積み重ねを行っていない医者は論外です。

「こちらに任せていれば大丈夫だから」「時間とともによくなるから」といった気休めしか言わず、具体的な治療や今後の見通しを伝えない医者には警戒しましょう。

大病院で大きな病気を診てもらうときは、専門性の方がより重要となってくるでしょう。多少無愛想であったとしても、ある程度のことは目を瞑り、専門性の高い医者に診てもらうことが、最短治療への近道になるはずです。

医者は基本常に忙しい職種なので、愛想よくしすぎると、患者さんからたくさん質問されて、他の患者さんを待たせしまうと考えている場合があります。

個々の患者さんのことをよく診てあげたいけれど、そうなると他の患者さんを診てあげる時間が少なくなってしまう。そんなジレンマの中で医者は日々診察に臨んでいます。

このような背景もあり、無意識に淡白な対応をしてしまうことがしばしばあるのです。患者さんの治療に明け暮れ、常時緊迫した中で治療に携わっていることもあり、疲れていたり神経質になっていることもあります。ときに遠慮のない態度をとってしまうかもしれません。

客観的には、人間性に疑問を持ってしまうこともあることでしょう。

同業の私がお願いするのも変な話かもしれませんが、そこは職人に任せる気持ちで、ある程度のところは許容し、我慢していただきたいものです。

■医者の知識量を確認する方法

医者が日々どれだけの情報を収集しているかも、医者の実力を決める要素の1つです。忙しさを言い訳にして、新しい知識を仕入れていなかったり、新しい設備の導入を検討していない医者がいることは否定できません。俗にいうヤブ医者ですね。

また、開業医として独立して切り盛りしているクリニックの医者のほうが、研鑽を積む機会は本人次第の部分が強く、開業医ごとで知識や設備の差が大きい傾向にあります。

情報の集め方というのも大きいでしょう。医者がどのくらいの頻度で、どのように情報収集しているかで、スピードや量に大きな差が出てきます。

インターネットが発達する前は、教科書や製薬会社の担当者からの情報提供、勉強会などで新しい症例や治療法を学んでいました。限れらた医者の間でしか共有されなかった情報もあり、独立している開業医は不利な立場にあったかもしれません。

しかし現代はインターネットの発達により、どの医者も平等に情報を集められる環境が整っています。

進化していく治療法を、医者はインターネットを経由して、たやすくキャッチできるのです。

このことから、デジタル世代の比較的若い医者のほうが、最新の治療については詳しい傾向にあります。

アナログ世代の高齢の医者でも、デジタル機器に対してアレルギーがなければ、最新の情報をこまめに仕入れていることでしょう。

医者が日々新しい情報を仕入れているかどうかを確認したいときは、最近発売された薬の名前や、新しい治療法についてあらかじめ調べておき、実際に医者に尋ねてみるといいでしょう。最新の薬や治療法の調べ方については、本章末のコラムにて紹介しているので参考にしてください。

「○○という新薬が出たそうですが、効果のほどはどうなんでしょう」

「○○という治療法があると聞いたのですが、どのような方法なのでしょうか」

これら問いかけをしてみて、はぐらかすような対応をされたら、その医者は最新情報には疎いと判断できます。

ただし、疎いからといって治療技術が劣っているわけではありません。熟練の医者なら経験をたくさん積んでいて、最新ではなくても効果のある治療法を知っているので、その点は信頼に足ることでしょう。

新しい知識を備えていなくても、「それは知りませんでした。調べて確認しておきますね」と正直に答えてくれる医者は一層信頼できそうですよね。

大事なことは、知っているかどうかよりも、謙虚な姿勢で医療に向き合い、患者さんに対して丁寧な対応を心がけているかどうかです。これを医者のよし悪しの判断材料の１つとしましょう。

もちろん、最新の情報について熟知していて、丁寧な説明をしてくれる医者がベストです。こういった医者に出会えることが一番なのですが、日々多忙の中にいる彼らですから、なかなか出会えないものです。

■第一印象では決められない

現代の医者のあり方という観点で展開してきましたが、要するに医者というのは患者さんの病気や怪我を治すことが本分であり、営業力やコミュニケーション力といったスキルを磨いているわけではありません。手術の腕は一流でも、人間関係に関して不器用な医者はたくさんいます。

初回の診察で第一印象が最悪だったとしても、２回目、３回目と、印象が変わってくることもあります。

「この先生は、コミュニケーションは苦手だけど、医療に対して真剣だな」という考え方にシフトしていくことはよくある話です。ですから、一度だけの診察で決めすぎない方がいいでしょう。

評判が悪くても、コミュニケーション力が足りないだけで、人間的には立派な医者を、私は大勢知っています。

とくに強く感じるのは、診療科ごとによって性格に傾向があることです。

外科系はチームプレーということもあり、上下関係が色濃く出ていて、体育会系のノリを持っているところが多い傾向です。

初めて外科の診察を受けたとき、これまでの医者のイメージとはかけ離れた医者と出会い、面食らうことがあるかもしれません。

それは、これまで診てもらっていたかかりつけ医が、内科医であったからでしょう。

内科医はまさに医者のイメージそのもので、内向的であり、穏やかな雰囲気を持っています。外科系は、その反対にある医者が多い傾向なのです。

人見知りの医者もいれば社交的な医者もいます。医者も人それぞれです。

あくまで傾向であり、すべての内科医や外科医が当てはまるわけではありませんが、その点を踏まえておくだけでも、医者との接し方や見方が変わってくることでしょう。

第一印象では決めすぎず、数回の交流を経て、医者の性格を知り、「本当にこの医者に任せていいか」の最終ジャッジを下すといいでしょう。

5　名医の条件

■「後医は名医」理論

「後医は名医」という格言は、医者の間ではよく知られた言葉ですが、一般の方にはあまり知られていないかもしれません。

後医とは、後から診た医者のことです。前医、つまり最初に患者さんを診た医者よりも、後から診た医者のほうが、より正確な診断や医療が施せることを、この格言は主に意味しています。

どなたにもこういった経験はあるかもしれません。

不調を感じ病院へ足を運んだら、「風邪です」と診察され薬を処方された。しかし薬を飲み続けても一向に善くならず、むしろ悪化している気すらする。そこでまた別の医者に診てもらったところ、風邪ではなく別の病気が発覚した。

このような経験をすると、２回目に診てもらった医者のほうが優秀に感じます。

もちろんそのような場合もありますが、多くは「１回目の通院より症状が悪化していた」から、より正確な診断がついたとも考えられるのです。

さらに、2回目に診た医者は「風邪薬では改善しなかった」という情報を持っているからこそ、他の病気を疑うことができた可能性も考えられます。

後医が「前に診た先生は何をしていたんだろう」という批判ができることも、「後医は名医」理論をより信憑性の高いものにしているかもしれません。後医による前医への批判を耳にした患者さんは「1回目の医者はヤブだったんだな」と思いかねませんから。

1回の診察だけでは、なかなか正確な診断はできないものです。ですから、前医ばかりを悪くいうのはよくないかなと思います。

患者さんにもそのような考えを持ってほしいですし、医者側も、前医を批判するようなことは避けるべきでしょう。

■真の名医とは

「名医とはどんな医者か」は、各人の見方によって変わってくるでしょう。

たくさん相談に乗ってくれる医者を名医とする人もいれば、薬をたくさん出してくれる医者を名医とする人もいます。手術の腕はいまいちでも、素晴らしい研究成果を報告している医者を、名医と呼ぶ人もいるでしょう。

しかしこれらは名医の条件には入らないと私は思います。

本章のまとめになりますが、真の名医の条件というのは、本章で紹介してきた要素なのではないでしょうか。すなわち、専門性や人間性に富んでいたり、常に最先端の知識を詰め込んでいる医者です。

なりたての医者の卵の中にも、名医の素質を持っている医者はいるはずです。周りの医者との連携を徹底し、患者さんのことを第一に考えて謙虚に取り組んでいるなら、その医者は立派な名医であると思います。

6　最新の治療法を調べる方法

■3つに分けられる最新の治療法

ここでは最新の治療法の調べ方について、知っておきたいこと気をつけておきたいことをまとめてお伝えします。

まず「最新」の治療法といっても、大きく3つの領域での最新が考えられます。保険診療による治療法と、厚生労働省が承認した先進的な治療法（先進医療）、そして自由診療による治療法です。

保険診療とは、健康保険などの公的医療保険制度が適用される診療のことです。

臨床試験や治験を行い、効果があり安全性も高いことが医学的に証明されている治療法であり、私たちが普段受ける治療の多くがこれに該当します。

また、このような保険制度があるおかげで、私たち日本人は比較的安価で医療機関を利用することができています。

厚生労働省が承認した先進的な治療法とは、保険診療適用が検討されている、医療の最先端に位置する治療法です。

保険診療との併用が可能で、この治療法にかかる技術料以外の費用は、原則保険診療にて行われます。

自由診療は、これら2つの治療法以外の治療法で、費用は全額自己負担になります。

自由診療は最先端中の最先端である治療を受けられる期待が持てますが、効果がどこまで望めるか、本当にすべての患者さんにとって有効か、客観的な検証が十分に行われていません。

また、保険診療とは違って医療機関側が自由に料金を設定することができ、適正価格が不確定な治療法になります。

自由診療を積極的に提案する医療機関がありますが、すすめられても返事は慎重に行うほうがいいでしょう。

「患者さんにとっての最良の医療がそれしかないから」という理由であればいいのですが、単なる金儲けのために推奨する医療機関がないとも言い切れないからです。

最新度合いの傾向でいえば、自由診療による治療法に最も新しい治療法が多く含まれ、厚生労働省が承認した先進的な治療法、そして保険診療と続きます。

ただし治療にかかる患者さんの費用負担はこの逆です。また確実性や安全性という意味でも、保険診療における治療法が最も信頼できることになります。

「最新の治療法が保険診療適用になりました」という一報があっても、その最新なはずの治療法は、かなり前から一部の医療機関で自由診療にて行われていた、というケースもあります。最新の保険診療の治療法が、すでに古くなりつつある自由診療の治療法であることも考えられるのです。

■新しい治療法が全国に導入されるまでの流れ

本当の意味での最新の治療法、つまり自由診療としてもまだ採用されていない生まれたばかりの治療法が、医療界にまんべんなく広まるには時間がかかります。治療法が普及するまでの流れを紹介しましょう。

まずは論文で発表されます。当然の話ですが、この時点では、その治療法を研究していた医療機関や研究機関でしか、その新治療法は行われていないことになります。論文にて初めて、その治療法の存在が医療界に認められます。

この段階では確実な効果が認められたわけではなく、論文に発表された内容が全て正しいとは断定されていません。これから各医療機関などで慎重な検証が行われます。

主流としては、まずはアメリカなどの医療先進国で検証され、認可もしくは周知されます。

医療先進国で実績が積まれ効果が実証され、最新の治療法として浸透すると、厚生労働省が認可し日本での治療も認められ、大学病院や総合病院などで治療が開始されます。この時点では、先ほど紹介した厚生労働省が承認した先進的な治療法に該当します。

ここでさらに治療データが蓄積され、ノウハウもより高められると、学会の診療ガイドラインにも掲載されるようになります。

診療ガイドラインとは、簡単にいえば病気ごとの適切な診断や治療を紹介しているマニュアル書です。

専門の領域ごとに学会があり、多くの医者は学会が作成する診療ガイドラインを治療指針の参考としています。

このガイドラインは、医療に携る者だけでなく、誰でも読むことができます。

たとえば「公益財団法人日本医療機能評価機構」が運営している「Minds（マインズ）ガイドラインライブラリ（https://minds.jcqhc.or.jp/）」には、各学会のガイドラインが保存されています。

特定の病気の最新の治療法が知りたい方は、このガイドラインを覗いてみるといいでしょう。専門用語が多くすべてを理解するのは難しいですが、最新の治療法の名称は把握することができるはずです。

■最新の治療法はどこで受けられるのか

基本的に最新の治療法は、規模の大きな大学病院や総合病院から導入されます。また、その治療法の第一人者が所属している病院にも導入されやすいといえるでしょう。

具体的な方法として、ガイドラインや医療本、テレビや雑誌などで最新の治療法の名称を知ったら、インターネットで検索してみるのが早いでしょう。

通常、病気や怪我の治療を行ってくれる病院を調べる際は、たとえば「インフルエンザ　新宿」というように「病名　地域名」で検索しますが、特殊な病気でなおかつ特定の最新治療法を受けたいときは、それらワードを複合して検索するのが有効です。

たとえば前立腺がんを患っていて、ロボット手術を大阪府で受けたいなら「ロボット手

術　前立腺がん　大阪」の複合ワードで検索するといいでしょう。

インターネットを使うことに抵抗のある方は、お子様や親族の方など、若い世代の人に調べてもらうといいでしょう。

大きな病気に罹っているときは気持ちが不安定で、インターネットで調べることも気が引けることがあるかもしれません。

そういうときは周りの人に頼ることも大切です。無理なく効率よく、最新の治療法を調べ、候補の病院を絞っていきましょう。

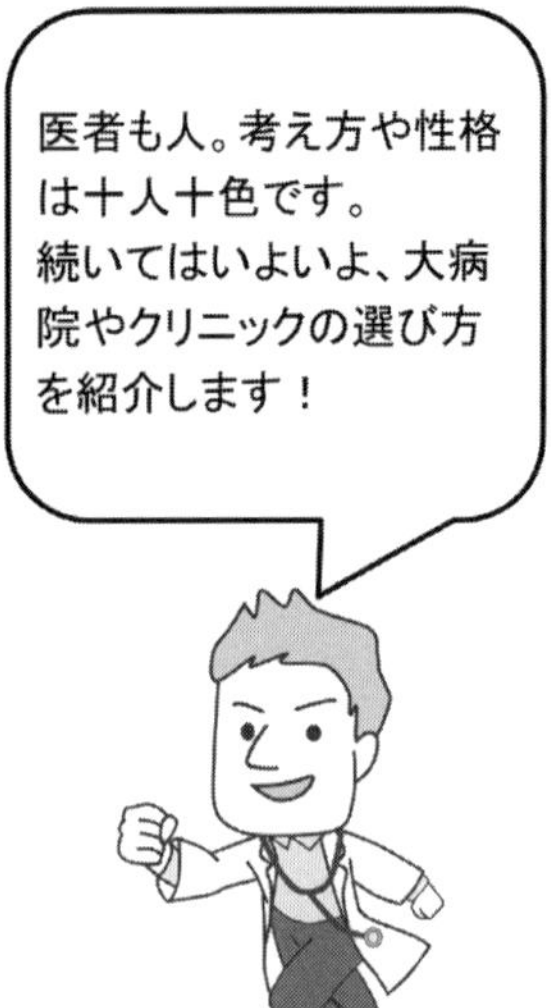
医者も人。考え方や性格は十人十色です。
続いてはいよいよ、大病院やクリニックの選び方を紹介します！

第3章

大病院の選び方

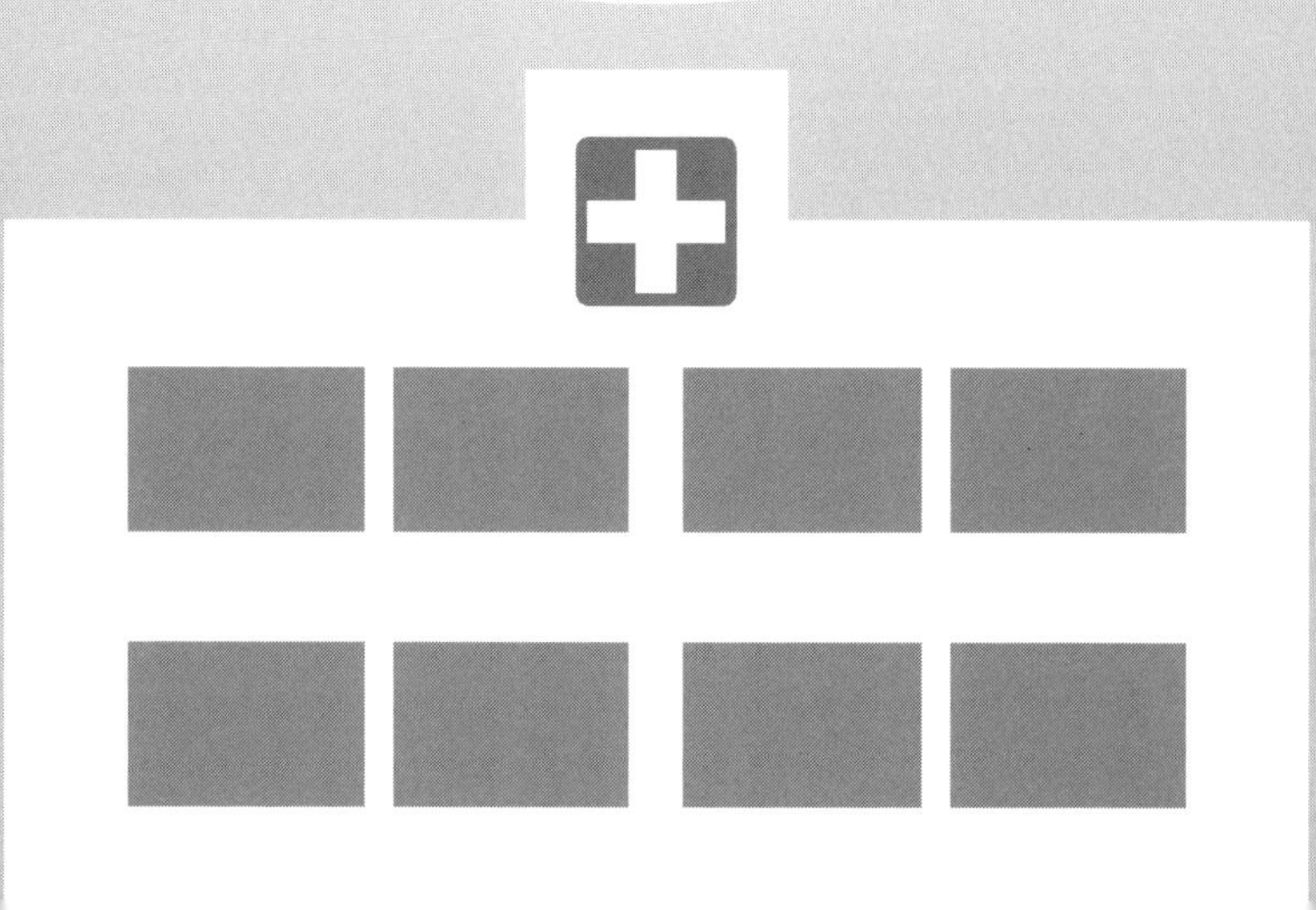

1　名医に出会うまでの3ステップ

■もし大きな病気が見つかったら

普段は近くのクリニックにかかる方でも、いつもと違う症状に悩まされたときや、大きな病気が見つかったときは、大学病院や総合病院などの大病院に診てもらうことになります。

しかし自分の症状を治療してくれそうな病院や、特定の大病の治療に長けている病院を自力で探すのは、並大抵のことではありません。

私も医者をしている手前、周りの人からよく「身内に○○という病気が発覚したのだが、腕のいい病院を知らないか」と相談を受けることがあります。

実のところ、医者といっても様々な分野があり、専門外のことまで熟知している医者はほとんどいません。私にとって手薄な分野のことを尋ねられると、その場で即座にいい病院を答えられないことも多々あります。

とはいえ、頼られた以上は私も責任を持ち、自分で調べたり、知り合いの医者に尋ねたりしています。

私の周りの人のように、いざというとき頼みの綱にできる医者の知り合いがいれば、適した病院も見つけやすいでしょうが、多くの人はそのような環境にはないことでしょう。各人が、自分や身内に大きな病気が見つかったときのために備えて、スムーズな病院の見つけ方を身につけておく必要があります。

医療の知識を持っていなくても、これから紹介する方法のとおりに調べれば、誰でも適切に病院を見つけ出すことができるでしょう。お役立てください。

■病院ごと異なる方針

病院選びをどうこう言う前に、そもそもこのような疑問を持つかもしれません。

「病院や医者によってそこまで腕は違うものなの？」

一般的には、難易度の低い手術であれば、どの医者が担当しても成果はほとんど変わらないでしょう。

しかし難易度の高い手術となると、医者の腕によって手術時間の長さが違ってきますし、術後の経過にも差が出てくるものです。

また病院によって、提案される治療方法が全く異なることもしばしばあります。

第２章で説明したとおり、医療業界には医局という組織があります。この医局と連携している病院によって治療法や治療方針は異なり、治療のゴールも違えば、治療にかかる日数や費用なども差が出てきます。

たとえば同じ病気に対して、手術を積極的に提案する病院もあれば、手術は極力避けて薬を使って治していく方法を提案する病院もあります。

どちらが正しい、どちらが間違っている、ということではありません。それぞれの治療方法に利点やリスクがあり、医局や診療科によって考え方が違うのです。

手術であれば直ちに治すことができるかもしれませんが、入院が必要となります。また手術に伴う感染などのリスクも考慮することになるでしょう。体力面も重要となるので、高齢者には向いていない場合があります。

薬による治療であれば、入院の必要はないものの、何度も病院へ足を運ぶことになります。薬を服用してすぐ治ればいいですが、直らなければ長期戦となります。その分時間とお金がかかってしまうでしょう。ただし手術に比べ、体に大きな負担はかからない傾向です。

■3つの「知る」

そこで患者さん側が事前に対策しておくべきなのは、罹患した病気の治療方法や治療薬、

〔図表9　名医に出会うための３ステップ〕

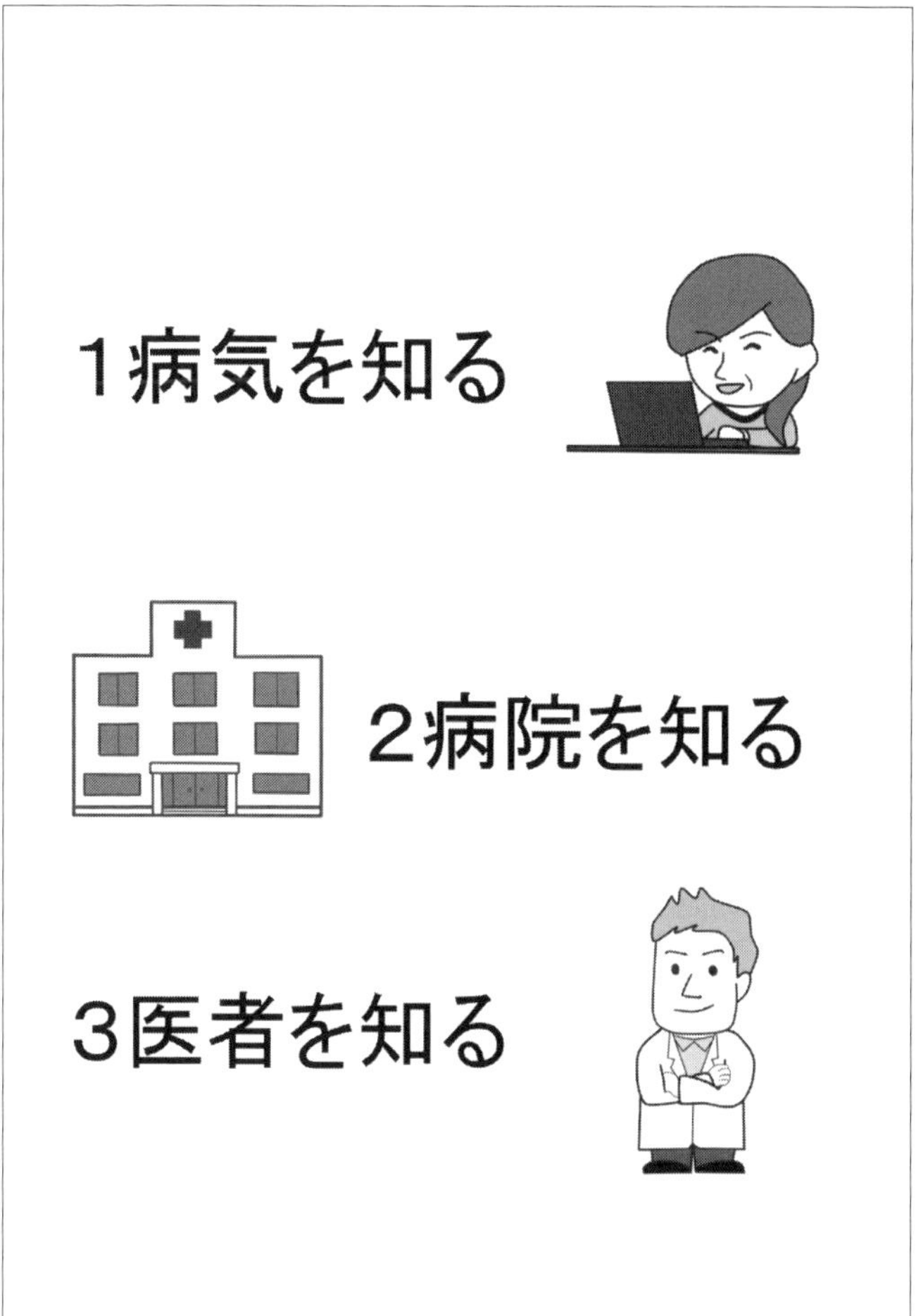

病院ごとの実績などといった、情報収集です。

病院選びで成功するかどうかを左右するのは、これらを知っているかどうかにかかっている、といっても過言ではないでしょう。

なるべく時間をかけず、精神的な負担も感じず、さらに経済的にも困ることなく、最適な病院、そして名医に出会うためにはどうすればいいのか。

次の３つの「知る」ステップを踏みましょう。

①病気を知る
②病院を知る
③医者を知る

これらを把握した上で正しいやり方を実践すると、理想的な治療を受けられる可能性が増すことでしょう。１ステップずつ詳しく説明していきます。

2　ステップ1　病気を知る

■病気のことを簡単に知る方法

病院選びの最初の一歩は、病気を知ることです。

一昔前だと、病気について調べるには、専門家に尋ねたり専門書を開いたりとそれなりの労力を要しましたが、今ではインターネットで病名を検索すれば、簡単に詳細を知ることができるようになりました。

大病の治療に際しては、まずは必ず自身で病気について調べ、最新の治療法や、どういった治療法が確立されているかの知識を仕入れておきましょう。

具体的には、パソコンやスマホで、大学病院や製薬会社のホームページを訪れ、病気説明の箇所に目を通しましょう。病名に加え「治療法」というワードをセットに検索することで、治療法をいくつか知ることができるでしょう。

たとえば「胃がん」、「糖尿病　治療法」、「鼠径ヘルニア　日帰り手術」などでワード検索するといいでしょう。１つのページだけでなく、いくつか閲覧し、病院や医者ごとの見解の違いを見て、広く知識を仕入れておくとことを推奨します。

難病など治療できる病院が少数に限られていたり、治療法が特殊な場合は、患者の会にアクセスするといいでしょう。メールや掲示板等のやり取りで、最新の治療法や、治療実績のある病院を教えてくれるはずです。

治療法が現状一種類しかなく、その治療法で問題ないことがわかればよいのですが、治療法がいくつもあり医者の判断によって異なる場合には、それぞれの治療法のメリットデメリットを、必ず知識として入れておくべきです。

■病気を知ると判断力がつく

病気のことを知り、さらに治療法を知ることのメリットは、選択肢を広げられることです。

いざ病院を選び診察してもらったとき、医者から「この治療法しかない」と、まるで1つしか治療法がないように言われることもあります。

ここで事前に仕入れた知識と差異を感じたのなら、その病院で治療してもらうのは微妙かもしれません。

きちんと他の治療法があることを教えてくれ、「当院ではこの治療法を採用している」と理由をつけつつ、治療法を提案してくれる病院であれば、信頼に足るところでしょう。

さらに「他の治療を希望する場合は、他の病院で治療をされるのがいいでしょう。その治療法を扱っている病院を紹介します」と説明してくれるところだとなおありがたいです。

これらは、事前に患者さん側が知識を持っているからこそ、判断できることです。

「病気についてはお医者さんが知っているから」と医者任せにするのはリスクがあります。

常に最新の知識を有し、患者さんへの丁寧な説明を徹底している医者ならいいのですが、そうでなかった場合、自分にとって最適ではない治療法を提案されるかもしれません。

こちらもある程度の知識を積んでから病院を選ぶことで、そのようなリスクを被ることは避けられます。

3　ステップ２　病院を知る

■まずは治療実績から

病院を選ぶ上で最も重視すべきなのは治療実績です。

販売数で商品を決めるように、合格実績で塾や予備校を選ぶように、病気治療をどれだけこなしているかの実績で、病院を決めていくべきです。

治療実績を把握する方法の１つとして、第１章でランキング本について説明済みです。

ここではもう１つの代表的な方法、これから病院選びの基準となっていくかもしれない、ＤＰＣについてじっくり説明します。

■ＤＰＣのメリット

ＤＰＣとは診断群分類包括評価制度という、いかにも難しそうな制度の略称です。Ｄは

Diagnosis（診断）、Ｐは Procedure（診療行為）、Ｃは Combination（組み合わせ）を意味しています。

患者さんの入院に際し病院が採用する制度で、患者さんサイドから見ればいわば「医療費の定額払い」制度になります。

病気ごとに治療法をセット販売するようなイメージに近く、包括評価方式とも呼ばれています。

これまでの医療費の支払いは、診療行為ごとに点数を付けて金額を決める出来高払いが主流でした。

しかしこのＤＰＣでは、病気に対する治療法ごとで定額払いが決められているのです（厳密には定額にいくつかの出来高を加えた合計が医療費となっています）。

現代では、病院は２つの支払い制度のどちらかを採用できますが、ＤＰＣを採用する病院が着々と増えていて、大病を扱う大病院のほとんどがＤＰＣ対象病院となっています。

ＤＰＣについて詳しく書くと、それだけで１冊の本になってしまうので、詳細は省きます。

ここではＤＰＣの、病院側と患者さん側のそれぞれのメリットについて触れておきましょう。

ＤＰＣの特徴の１つは、入院期間が短いほど点数が加算され、病院の収益につながるこ

〔図表10　DPCの仕組み〕

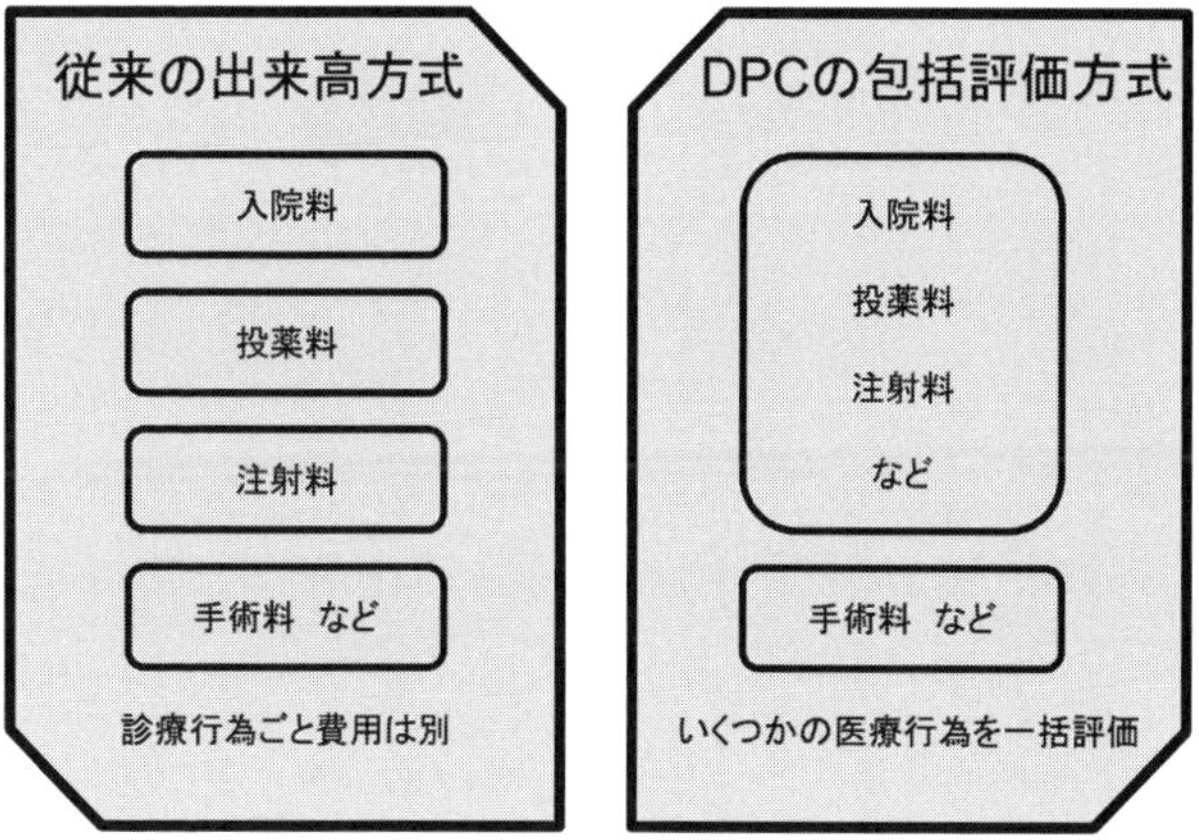

DPCは入院期間が短いほど病院の収益が大きくなるシステムとなっていて、より質の高い医療が期待できます。患者さんにとっても、治療期間が短くなり、費用負担も比較的少なく済みます。

とです。

病院側はなるべく短期間での治療を達成するように努めます。必然、新しい治療技術や確かな腕を持つ人材を積極的に取り入れるようになるでしょう。

結果として、これが患者さんへの大きなメリットにつながります。短い入院期間で済むのは嬉しいですし、より高度な技術で治療を受けられ、なおかつ医療費負担も従来の支払いシステムより少

〔図表11　DPC実績サイト例〕

脳卒中　検索

脳卒中の治療実績			
順位	都道府県	病院名	治療件数(手術件数)
1	大阪府	大阪○○病院	1313(403)
2	東京都	△△研究センター	1138(200)
3	千葉県	○△総合病院	1006(210)
4	熊本県	△○大学病院	955(135)

なく済むのもありがたい話です。

両者にとってメリットの大きな画期的な制度です。今後より普及し、DPCという略称も、医療業界以外の人たちにも浸透していくことでしょう。

■DPCの活用法

さてこのDPCの導入により、病院ごとの治療実績が逐一報告され、厚生労働省にデータとして蓄積されていくようになりました。これらの情報を私たちは簡単に入手することができるのです。

インターネットにて「DPC実績　件数」などのワードで検索すれば、いくつもDPCデータを扱ったサイトが見つかることでしょう。

実はランキング本も、これらDPCのデータを参照して編集されているものがほとんどです。

DPCの実績閲覧サイトで実際に病名を打ち込むと、病院ごとの実績が一目瞭然です。手術の有無も確認できます。

まずはこのDPCデータ、もしくはランキング本を活用して、該当する病気の治療実績を元に、候補となる病院をリスト化しましょう。

■アクセスのしやすさで絞り込み

DPCを元に病院をリスト化できたら、アクセスのしやすさで絞り込みましょう。電車にしろ車にしろ、自宅から2時間以内の距離にある病院をピックアップしてください。

薬による治療なら何回も通うことになりますし、手術だった場合も術後の経過を診るために何度も通う必要があります。

片道2時間以上かかると体力が持たない可能性もあり、私生活への影響も大きくなります。身内がお見舞いに行くのも一苦労です。

抜きん出て実績をあげている病院が、2時間以上のところにある場合は、移動の不便を覚悟して、その病院を選ぶことも1つです。ただ周りのサポートは必須ですから、きちんと家族や知り合いに相談した上で決めるようにしましょう。

4 ステップ3 医者を知る

■医者選びも重要

ここまでの2ステップで、あなたに適した病院がおおむね絞られていることになりますが、ここで最終段階に入ります。

3ステップ目は医者について知りましょう。

治療実績の件数が多いからといって、すなわちその病院に所属しているすべての医者が、その治療に長けているとは限りません。

とくに難儀な手術を要する治療の場合、医者の腕の差は患者さんの生存リスクに大きく影響を与えます。

実績のある病院にはベテランの医者も新人の医者もいますから、まだまだ技術の熟していない医者が施術する可能性もあることを忘れてはなりません。

どの医者が担当するか。これは非常に重要な問題なのです。

■医者のプロフィールや評判をチェック

経験豊富な医者、腕のいい医者を見つけるには、まずはリスト化し絞った病院のホームページをよく調べましょう。医者紹介の欄があるはずなので、所属している医者のプロフィールを確認します。

大学病院だと人材の入れ替わりが激しいこともあり、医者を詳しく紹介していないケースもありますが、総合病院や専門病院であれば細かく紹介されていることが多いでしょう。同一の診療科に何人も医者が属していますが、医者ごと専門の病気が異なる場合も少なくありません。大病院で医者が多いほど、より多くの専門分野に担当が分かれています。

担当医の少ない病院だと、手術を受ける場合は、すでに予約が詰まっていて、順番待ちとなってしまう可能性もあります。

担当医が充実している病院に診てもらえば、比較的待たされることなく診察や手術を受けられることでしょう。

医者の評判もできる限り収集したいところです。リアルの口コミ、そしてインターネットの口コミを参考にしましょう。

インターネットの場合、「医者の名前　評判」などで検索するとヒットすることがあります。「病院名　診療科　評判」であれば、診療科に属する医者の総合的なレビューも知ることができる場合もあるでしょう。

第1章で詳しく触れたとおり、極端な口コミはあまり参考にせず、医者の技術など本質的な評価だけを見るようにしましょう。また、病院全体の評価ではなく、診療科ごと、できれば医者個々の評判までキャッチできるのが理想です。

罹患している病気を専門としている医者が何人いるか、そしてどの程度の経験を積んでいるのか、評判はどんなものかなど、総合的に把握した上で病院を吟味しましょう。

以上の点も踏まえて、最適な病院に見当をつけ、実際に訪れることで、効率よく最適な病院との出会いを果たすことができます。

■不安を取り除き信頼関係を築く

実際に病院へ足を運び医者を前にしたら、単刀直入に今までで何例の治療経験があるか尋ねてみるといいでしょう。

こういった質問が失礼に感じる方もいるかもしれませんが、「お聞きしたいのですが、先生はどのくらい治療を行ったことがあるのですか?」と丁寧に聞けば何ら問題はありません。

医者も患者さんを治療することが使命ですから、正直に告白した上で、患者さんに最終的な選択を委ねます。

担当医の経験が浅くても、ベテランの医者がフォローする場合もあります。その辺のチームワークについても、しっかり聞いて把握しておくとより安心材料となります。

この時点で満足な説明を受けられず、病院に対して安心感を抱けなければ、他の病院を検討するのがいいでしょう。

命に関わる重大な病気であればなおのこと、医者との信頼関係は不可欠です。「この先生になら任せられる」と感じる医者に治療をしてもらうことが、後悔のない病院と医者選びになります。

5　かかりつけ医に紹介状を書いてもらおう

■なぜ紹介状は必要なのか

大病院に診てもらう際に必要となってくるのが紹介状です。正確には診療情報提供書という名称がありますが、多くの方に紹介状の名が浸透しているため、医者も患者さんに説明する際は紹介状と呼びます。

紹介状は、普段診てもらっている中小の病院やクリニックに書いてもらいます。診察料のほかに、紹介状の作成手数料として1000円弱ほど費用がかかるのが一般的です。

この紹介状を持って大病院へ行かないと、「紹介状を持ってきてください」と受診を断られてしまうことがあります。

また受診できたとしても、保険外併用療養制度と呼ばれる制度の対象となり、診察には特別追加料金がかかってしまいます。

この特別料金は各病院ごとで決めていいことになっていますが、安くても3000円、高い病院では8000円程度かかる場合もあります。

そもそもなぜ、紹介状が必要なのか。

それは、中小の病院やクリニックなどと、大学病院や総合病院といった大病院で、役割をきっちり分ける必要があるからです。

もし誰もがいきなり大病院で診察を受けられたらどうなるでしょうか。

多くの患者さんが、最新の医療機器や専門技術を持った医者の充実している有力な大病院に足を運び、病院受付に長い長い行列ができてしまうことになるでしょう。

その患者さんの中には、大きな病気を抱えている人もいれば、比較的軽い症状の人もいます。こんな状況では、緊急性の高い患者さんに対して、満足な医療が施せなくなってしまう可能性があるのです。

〔図表12　紹介状の仕組み〕

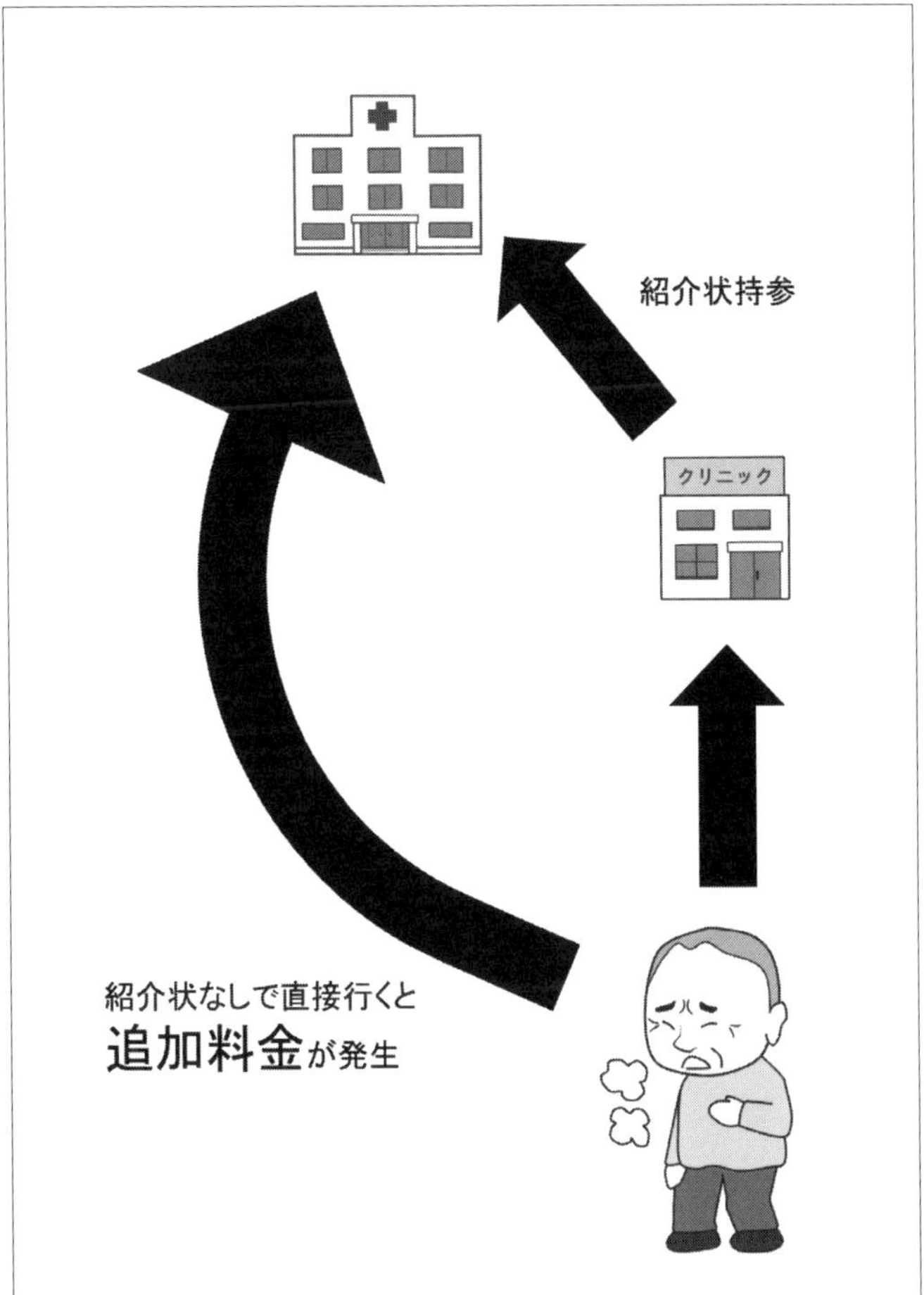

このような事態を避けるため、大病院に通うためには基本紹介状の持参を必要とし、持っていなければ特別料金がかかるような仕組みになっています。

まず中小の病院やクリニックで診てもらい、軽めの症状であればそこで治療を完結させます。もし大きな病気の兆候が見られたり、精密な検査が必要であれば、紹介状を書いてもらい、大病院へ行きます。

このように医療機関ごとできっぱり役割を分けることで、患者さんにとって満足な医療を提供し、混乱や混雑を避けているのです。

■医者から見た紹介状の実際

大学病院や総合病院では、どれだけの患者さんが紹介状を持って来院したかの実績が1つの指標となっています。これを紹介率といいます。

紹介率が高い病院、つまり紹介状を持参して来院した初診患者さんの割合が高い病院ほど、診察報酬にメリットがある仕組みになっています。

紹介状の有無が、大病院の経営に大きく影響しているのです。

そこで大病院は紹介率を上げるため、地域の中小病院やクリニックに「紹介状を書くときは、ぜひうちの病院へご紹介を」と要請をかけることがあります。病院も利益を出さねばいけませんから、これは一種の営業活動です。

また、これは後ほど詳しく述べるところですが、紹介状を書く側である中小の病院やクリニックも、それぞれの立場に応じて、紹介状をどこ宛に書くかの方針が違っています。開業医は過去に要請を受けた近隣の大病院や、自身の出身大学に紹介状を書くことに積極的で、患者さんの病気の専門医がいるかどうかは気に留めないこともあります。アクセスを考慮せず、遠方の病院を患者さんに勧める医者もいます。このように紹介状には筋の通った規律があるわけではなく、各医療機関の裁量次第という面が強いのです。

■紹介状には何が書いてある？

紹介状には、「患者さんのことをよろしくお願いしますね」といった、挨拶ごとばかりが書き連ねられているわけではありません。

診療情報提供書という正式名称のとおり、紹介する側で診療した内容が書かれています。経過や治療内容、現在の状態が主な内容です。

今までかかったことのある病気や、持病、飲んでいる薬、薬物アレルギーの有無が記載されていることもあります。

書き方は医者によって様々です。重要事項だけシンプルに書く医者もいれば、詳細まで書く医者もいて、個人差があります。

電子カルテでなく手書きの紹介状だと、中には字が汚くて解読できない場合もあったりします。

いずれにしろ、患者さんに関する情報を共有することが紹介状の役目です。基本的な診察が行われデータが整理されている分、紹介された病院はより深い段階から検査診察をスタートできます。

■紹介状は誰宛にでも書ける

紹介状というと医者間の知合い宛にしか書けないようなイメージを抱きがちですが、実は日本中のどの病院に属する医者宛に書いてもいいことになっています。

北海道のクリニックの医者が、沖縄の病院の医者宛に紹介状を書いてもいいのです。病気の診断がつき、本章で紹介した3つのステップにて病院と医者が絞れたら、紹介状を書いてもらうようかかりつけ医に依頼しましょう。

ただし、紹介状に医者の宛名を書いたとしても、必ずしもその医者が診てくれるとは限りません。忙しければ同じ診療科の別の医者が診ることになるでしょう。

特定の医者に確実に診てもらう方法はありませんが、大学医局の先輩や後輩など、繋がりのある医療関係者による紹介であれば、特定の医者に診てもらいやすいかもしれません。

さらにもっと言っておくと、紹介状は特定の医者宛にする必要はありません。

診察してほしい病院だけ決まっているとしたら、「○○病院循環器内科担当先生」というように、指名せずに紹介状を書くことができます。

ある大病院の外来を、人気があって常に患者さんの待ちができている医者と、さほど人気がなく空いている医者、２人が担当していたとしましょう。

宛名を書かずに紹介状を持参すると、担当患者数の少ない、後者の医者が担当する可能性が高くなります。

人気がないからといって、技術のない医者とは限りません。人気の医者と並んで外来を受け持つくらいなら、一定以上の技術は期待できるはずです。ただ、もしかすると人間性にはやや難があるのかもしれません。

人気の基準は人柄や話しやすさ気さくさに由来することも多いので、その点さえ覚悟していれば、問題なく真っ当な医療を受けることができるはずです。

どうしても人気のある医者に診てもらいたいのであれば、医者を指名した紹介状を持参するほうがいいでしょう。

6　大病院を選ぶ上での注意点

■かかりつけ医の紹介が最善とは限らない

信頼しているかかりつけ医がいれば、大病院はその医者に紹介してもらうのが一番いいと考える人もいますが、私はそうとは言い切れないと思っています。

同じ医者といえど診療科はいろいろありますから、専門外のことは知識面で手薄になりがちです。どの病院を紹介するべきか、かかりつけ医もきちんと把握できていない場合があります。

知識に乏しいかかりつけ医は、近くの病院を紹介したり、紹介しやすい出身大学や医局の先輩後輩を紹介したり、「紹介してほしい」と要請を受けた病院を紹介する傾向にあります。

比較的難易度の低い手術とされている虫垂炎やヘルニアといった病気であれば、専門科の医者の誰が手術しても結果は大して変わらないでしょう。

しかし、難易度の高い手術であれば、病院選びによって術後の経過に大きな差が見られることもあります。

すべての病気に精通している医者などごく稀です。全く的外れなところに紹介状を書いてしまう可能性も十分に考えられるので、患者さん側の入念な確認が必要になります。

実際に私が見聞きした事例があります。

胸が痛いと訴えてかかりつけのクリニックに来院した、かなりの高齢の男性。心電図検査を行ったところ、心筋梗塞の疑いが見受けられました。

そこで対応できそうな大病院に紹介状を書くことに。高齢だから近隣の病院がいいだろうとかかりつけ医は判断し、最も近い病院宛に紹介状を書きました。

身内に伴われ、紹介状を持参してその大病院を訪れたところ、衝撃の事実が。その大病院は、心筋梗塞の緊急処置として必要となる、カテーテル検査の設備がない病院だったのです。

結局その病院でも対応は不可ということで、循環器内科を専門とする別の病院へ緊急搬送されました。

一命は取り留めたものの、代わりの病院探しなどで手間取っていたら、手遅れになっていたかもしれません。

かかりつけ医がきちんと調べて、最初から適切な病院宛に紹介状を書いていれば、このようなたらい回しを経験することなく、この男性の方はスムーズな治療を受けられでしょう。

〔図表13　医者の視野〕

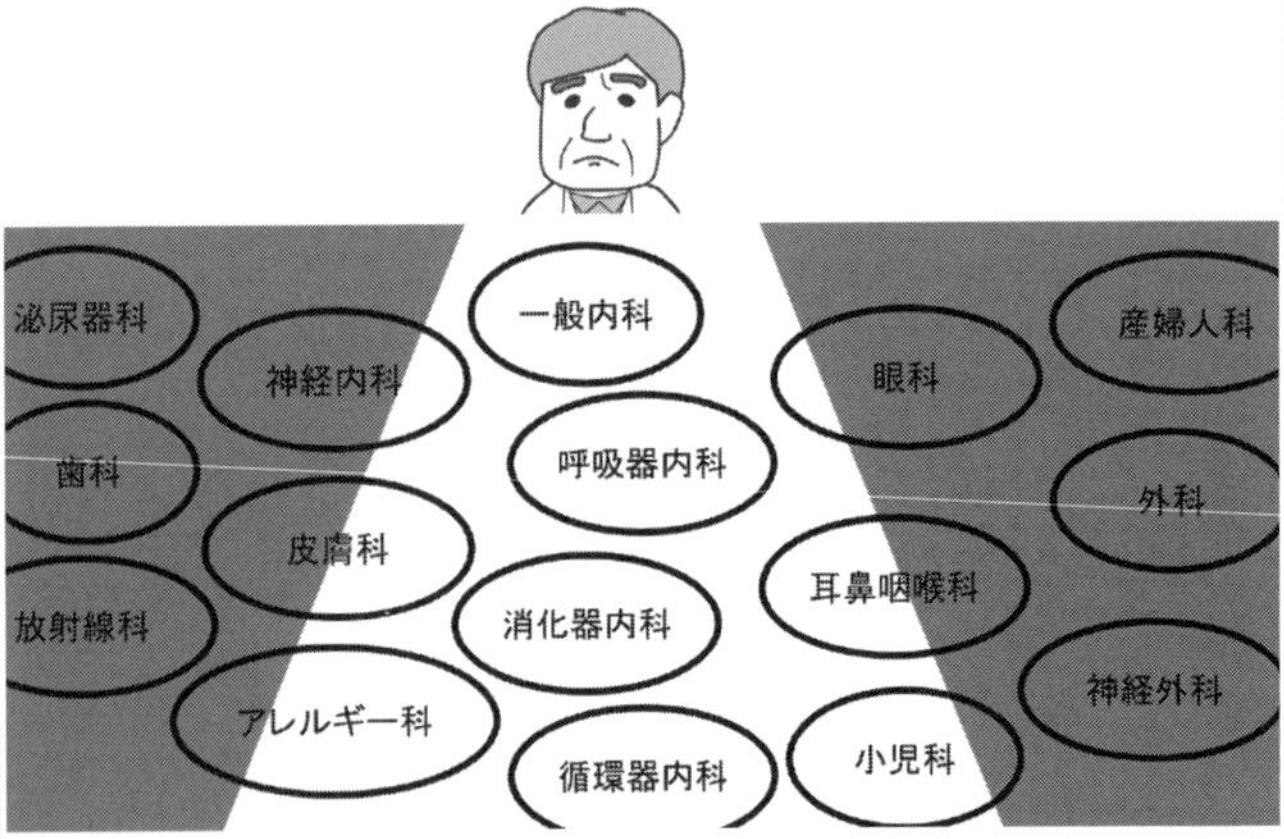

医者にはそれぞれ得意としている分野があり、専門外は手薄になりがち。医者だからといって全ての医療分野に明るいと考えるのは危険です。

このケースは緊急だったために、患者さんサイドで精査する余裕がなく、仕方ない面もあるかもしれません。

普段のかかりつけ医の選び方に気をつけたい例といえますね。これについては次章で詳しく説明します。

いずれにせよ、病院や医者選びに関して常にアンテナを張っておくことが、いざというとき自分や身内の命を守ります。全て医者任せは危険です。

■医者も人

医者も人ですから、医療に対

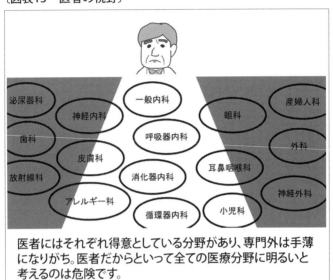

する姿勢や技術だけでなく、様々な視点で他の医者を紹介します。

「よくお世話になっているから」という理由で、知識を入れることなしに、医局の先輩へ紹介状を書くこともあるでしょう。

逆に「あいつは気に食わない」という個人的な感情で、腕のよい医者を紹介したがらないケースも、あり得ない話ではありません。

クリニックを営む私自身、患者さんに大病院を紹介するにあたって、私情は全く挟んでいないかと問われると、完全な否定はできません。

私のクリニックへ来院された患者さんを、他の病院に紹介したときの話です。

患者さんは「多少遠くてもいいから、腕のいい先生を紹介してください」といわれました。そこで私は、患者さんの家からは距離がありますが、腕の立つ医者を紹介したのです。

しかし私には懸念がありました。その医者は確かに技術力は抜群なのですが、性格にやや癖があり、患者さんによって相性の合う合わないがきっぱり分かれるタイプだったのです。

うまく信頼関係が築けることを願いながら紹介状をしたためたのですが、結果は悪いほうへ向かってしまいました。

後日、その患者さんが私のところへ怒りながら来院されました。そして「なぜあんな医者を紹介したのだ」とお叱りを受けてしまったのです。

懸念が現実になってしまいました。紹介した医者と患者さんは全く相性が合わなかったのです。結局、そこそこの腕が期待できる医者を改めて紹介することになりました。

以来、私はその性格に癖のある医者を紹介しなくなりました。技術が優れていても、患者さんを怒らせてしまうようでは治るものも治りません。まして紹介した私の方まで評判を落としてしまったり、今回のように改めて紹介状を書く手間も出てきてしまいます。

こういった心情的な部分が絡んで、医者が紹介先を独断で選ぶことも考えられるわけです。私の場合はトラブル回避のための手段ですが、個人的な好き嫌いで選ぶ医者がいるのも事実です。

このようなことも考えられるので、普段からかかりつけ医の見極めは必要ですし、また大病院を選ぶ上では自身で調べることも大切なのです。

■強がり医者には警戒

紹介先の大病院の医者にも注意しなければなりません。

もし、紹介状を持参してきた患者さんの病気が、専門外であった場合、医者はどのような対応をするでしょうか。

〔図表14　紹介された医者の立場〕

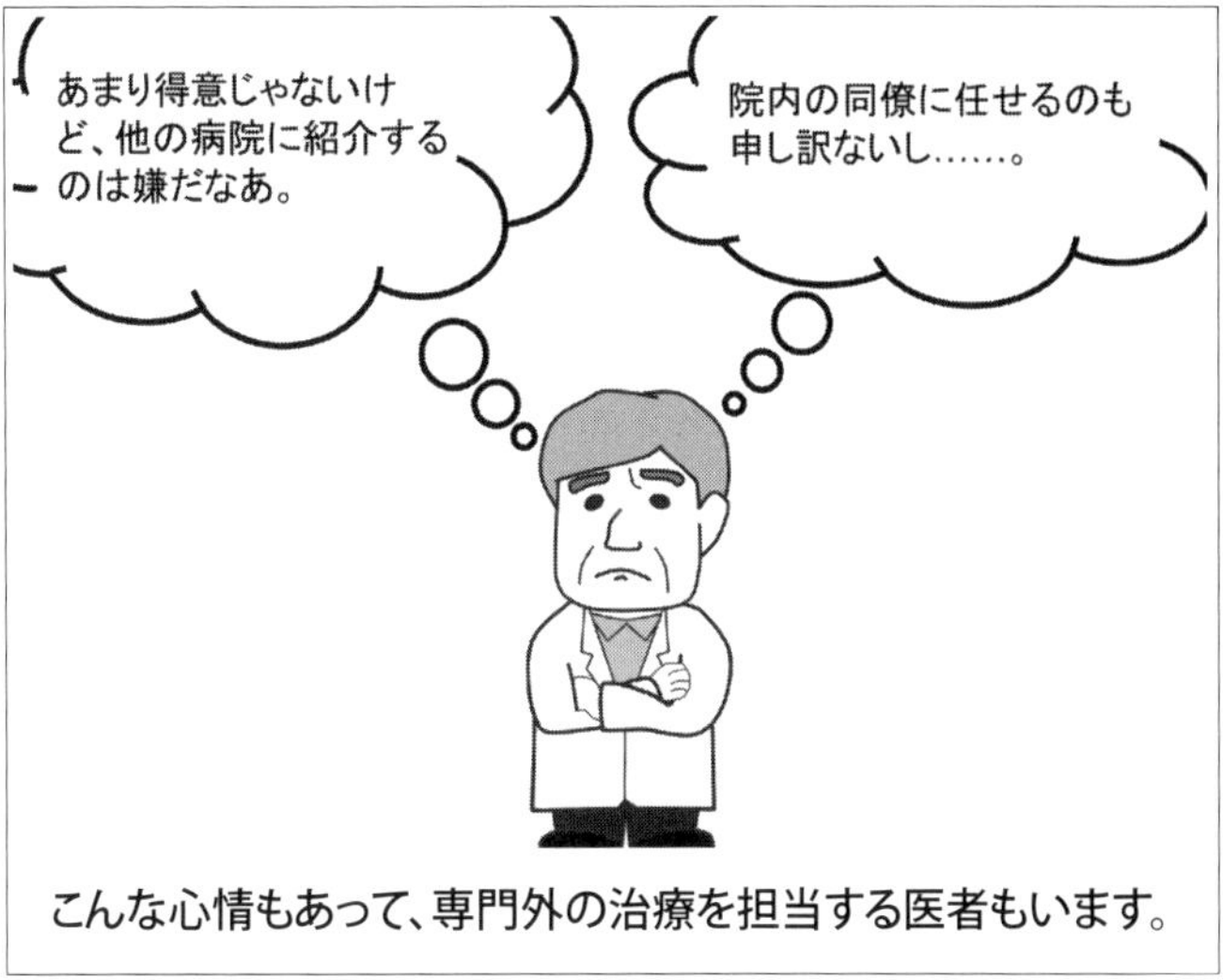
あまり得意じゃないけど、他の病院に紹介するのは嫌だなあ。
院内の同僚に任せるのも申し訳ないし……。
こんな心情もあって、専門外の治療を担当する医者もいます。

「自分はあまりこの病気が得意ではないから、別の病院のほうがいいですよ」とは、なかなか言えません。

もし他の病院に紹介したら、「こんな病気も診察できないのか」と悪い噂を流されてしまうかもしれないのです。これは医者個人だけでなく、所属している医局や病院の評判を落とすことにも繋がってしまいます。

また、所属している病院内の、その病気を専門としている同僚の医者に紹介することに対しても、消極的なことがあります。

大概、勤務している医者は担当した患者さんの数に関わらず給料は一緒です。したがって、同じ職場内の医者を紹介したら、単に相手の仕事を増やすだけになります。

医者の本音として、同僚に紹介することは気が引けるのです。病院によっては、相談すらしにくい雰囲気のところもあるでしょう。

このような心境があるために、専門ではない不得意分野でもあえて治療を引き受ける強がり医者がいます。

こういったタイプの医者の困ったところは、経験に乏しいため、新しい治療法があったとしても、標準的で無難な治療法を選択しがちなところです。それで問題なく治るのであればいいですが、症状が重篤な場合、その選択が悪い結果を招いてしまうことも考えられます。

■「有名だから」も危険？

「知名度の高い医者に診てほしい」という患者もいますが、それは少々危険な考え方です。

「有名だから」という理由だけで大病院や所属する医者を選び、かかりつけ医に紹介状を書いてもらうのは推奨できません。

特定の病気治療の権威として、テレビや雑誌の取材を受けている医者は、有名であるがゆえ日本全国から患者さんが殺到することもあり、診察や手術の予約が取りにくく、予約が取れたとしても１人ひとりの診察時間が短いこともあります。

またテレビに出演して広告塔の役割を果たし、実際には信頼できる部下に診察を任せるスタイルをとっている有名な医者もいて、一概によし悪しの判断がつきにくい傾向です。

医者たちの間では、「あの人はよくテレビに出ているけれど、実力は大したことない」と影で囁かれている場合もあります。

ですから、有名だからという理由だけで選ぶのではなく、これまで紹介してきたランキング本やＤＰＣなどのデータや、口コミなども駆使しつつ、自身の手で絞り込みをしていくようにしましょう。

■セカンドオピニオンも視野に入れる

主治医の診断や治療方針に対して、違和感や疑問を抱き、「もしかしたら他の選択肢もあるのではないか」という気持ちになったら、セカンドオピニオンを視野に入れましょう。

セカンドオピニオンとは「第２の意見・見解」のことです。別の医療機関の医者の意見を聞いて、主治医の治療方針が自分に合っているのか、主治医が検討していない他の治療法があるのではないか、といったことを第三者目線で知る機会になります。

したがって「セカンドオピニオン＝担当医や病院を変える」というわけではありません。病気に対する知識や理解を深め、視野を広げるための機会です。

セカンドオピニオンを踏まえた上で、引き続き主治医に診てもらうか、他の病院や医者に変更するかを、患者さんが決めます。

これによって、医者と患者さんの信頼構築が達成され、双方納得がいった中での治療が行われます。

「主治医にセカンドオピニオンのことを相談するのは気が引ける」と感じる患者さんもいますし、実際に嫌な顔をする医者もいるでしょう。しかし全く気にする必要はありません。

主治医が患者さんに施すべき最良の医療は、患者さんにとって最適な治療法を選択してもらうことです。主治医が患者さんを診ることが、必ずしも最適ではないこともあるのです。主治医は患者さんからセカンドオピニオンを提案されたら対応するのが責務といえるでしょう。

患者さん側も、最良の医療を選択することが、後悔のない治療を受けるための第一歩。主治医以外の意見も聞きたいときは、セカンドオピニオンを進んで提案するようにしましょう。

7　未来の病院選び

■ＡＩ診断が医療の入り口に

大病院の選び方を紹介した本章の最後に、未来の病院選びについても触れておきましょう。

いつになるか定かではありませんが、そう遠くない将来、次のような新しいかたちの病院選びが実現するかもしれません。

新しい医療技術が開発されていくのはもちろんのこと、これからの病院選びにおいて重要な課題となるのは、誰もが場所や時間を選ばず、迅速に最適な医療を受けられる環境作りです。

家にいながらにして、パソコンやスマートフォンやタブレットといった端末を通し、優秀なＡＩ（人工知能）からの問診を受け、簡単な診断を行うことができるようになるでしょう。

未来の家庭には、血圧計や心電図などを測定する医療機器のキットが常時設置されるようになるのではないでしょうか。

血液検査や尿検査が必要であれば、これも専用の器具で測定します。家庭に常備されているか、検査用の器具が配送されます。

ＡＩやマニュアルを参考に器具を用い、採取した血液や尿を発送します。基礎的な検査が、家庭内で簡単に行えるような未来が来るのです。

■薬の入手も容易な時代へ

薬が必要な場合も、私たちはわざわざ薬局へ足を運ぶ必要はなくなることでしょう。

ＡＩの診断によって薬が処方されると、近くの薬局や薬を置いている倉庫から、配達員を介して薬が配送されるシステムが確立されるのです。お金の支払いも、現金ではなく電子決済が主流となるでしょう。

事実、中国ではすでに似たような仕組みづくりが進んでいます。辺境の地に住んでいる方でも、苦労することなく薬を手に入れることが実現できているのです。

将来、Amazonのような大手のオンラインストアが、このような診断ＡＩを導入するかもしれません。

ＡＩによる診断は無料で、Amazonの洗練された物流システムによって薬を配送します。Amazonの利益は、それら配送手数料や薬の販売代でまかなわれるのです。患者さんは家にいながら診断を受けられ、薬を容易く安価で手に入れることができます。

■クリニックは衰退の可能性も

現在、クリニックや診療所は比較的軽い症状を診療しています。

医者の診断により精密な検査や手術が必要になった場合、紹介状を書いてもらい近隣の大病院へ通うことになります。

しかしＡＩが登場し浸透するようになると、これらクリニックの必要性はなくなり、衰退する可能性があります。

患者さんがやることはＡＩの推奨する大病院の中から、アクセスの便利なところを選ぶだけです。

ビッグデータを利用してＡＩが絞ってくれるので、精密検査や手術に対応してくれる病院を自力で探す必要はなくなります。おまけにＡＩが患者さんのデータを大病院へ送ってくれるので、紹介状を持参する必要もなくなるでしょう。

■ＡＩが医療を進化させる

さらに技術躍進が起きていれば、自動運転車がそのまま病院へ連れて行ってくれるかもしれません。

交通整備もＩＴ化が進めば、緊急車両がスムーズに目的地を目指せるよう、進路の信号がすべて青になるような素晴らしい交通システムが構築できていることでしょう。

と、ここまで至れり尽くせりな未来はまだまだ先の話かもしれませんが、少なくともＡＩが自動医療診断を行う時代は、もうすぐそこまで来ていると思います。

院内での画像診断や精密検査も、ＡＩに頼る部分が大きくなっていくことでしょう。人間だけでは見落としてしまう詳細な情報も、ＡＩであれば取りこぼすことなく抽出できるはずです。

手術が必要な場合、手術ロボットを使用して、ＡＩ単独もしくはＡＩの補助で外科医が手術します。

難しい手術であれば、熟練した世界有数の腕を持つ外科医が、遠隔で手術を担当するかもしれません。まさに場所を選ばない理想的な医療の現場です。

以上のような未来の病院選びの特徴は、患者さんが自身で選ぶのではなく、ＡＩに最適な病院を見つけてもらえるところです。

そんな時代が本当に訪れたときは、患者さん自身で病院を選ぶ方法をまとめた本書の役割も、完全に終わったことになりますね。

第4章

かかりつけクリニックの選び方

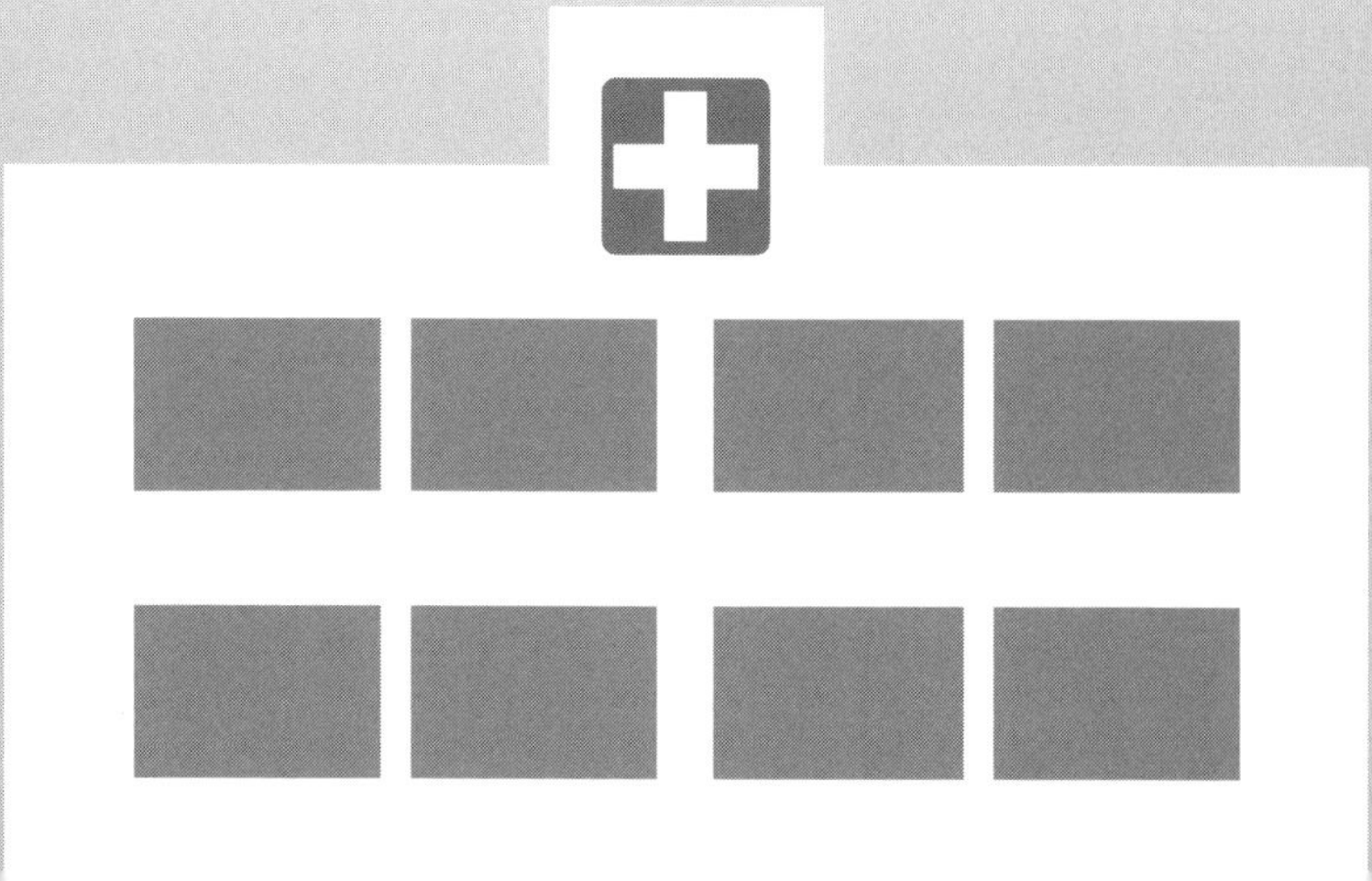

1　よいかかりつけクリニックの3条件

■便利なアクセス、丁寧な説明、紹介状への積極性

第1章で説明したとおり、病床数20床未満の医療機関を診療所と呼びます。一般的にはクリニックと呼ばれることが多いので、本書でもクリニックの呼び名を多用します。

クリニックは独立した開業医によって営まれています。私が院長を務める医療機関も、このカテゴリーに含まれます。

クリニックは地域に密着した医療機関です。そのため、日々治療に明け暮れる医者に対し、頻繁に利用される患者さんは「かかりつけ医」の愛称で呼び、地域に親しまれる傾向にあります。

いわばクリニックは医療を受けるための玄関に位置しています。ここで医者が初めて患者さんを診て、自院の設備で対応可能なら診療し、対応しきれない病気の疑いがあれば大病院を紹介します。

第3章の大病院の選び方と同様、体調が優れないときに利用するクリニックにおいても、

きちんと選ばなければなりません。

とんでもない「ヤブ医者」を引いてしまうと、大きな病気を見逃されてしまったり、必要以上の治療を受けさせられ予想外の時間や治療費を負担することにもなりかねませんから。

とはいえ、正しいクリニック選びは、第３章で紹介したような大病院の正しい選び方に比べれば、気をつけるべき点は少ないです。

開業医が営むクリニックは、病院に比べて人材の入れ替わりが激しいわけではないですし、独立した自営業で地域密着型の性質を持っていますから、患者さんへの配慮をより大切にする傾向にあります。

専門性よりは人間性を重視しましょう。

また、対応の悪い医療機関は必然、患者さんの足が遠のくため、淘汰されていくのが世の常です。常に待ちの行列ができているようなクリニックだと遠慮したくなりますが、いつもそこそこ患者さんが入っているクリニックなら、信頼できるところと判断していいでしょう。

第４章ではまず、さらにかかりつけ医を絞っていくにあたって、欠かせない３つの条件を解説します。すなわちこちらです。

①自宅や職場から30分以内
②わかりやすく説明してくれる
③紹介状を書いてくれる

それではまず、1の「自宅や職場から30分以内」と2の「わかりやすく説明してくれる」について説明します。

■かかりつけはアクセス重視で

まず何といっても重視したいのがアクセスのしやすさ。自宅もしくは職場から、ドアツードアで30分以内がいいでしょう。

近場に越したことはありません。

特定する際はインターネットで調べてもいいですし、たまたま前を通りかかったり看板を見かけたら覚えておくのもいいでしょう。

電車や車を使わず、徒歩圏内にかかりつけクリニックがあるのが理想です。

かかりつけクリニックは体調が優れないときに何度も通うことになります。電車に長時間揺られて行くような距離では、体に大きな負担となってしまうでしょうし、体調が悪いときに長い時間車を運転するのは危険です。

■患者さん目線で話してくれるかをチェック

患者さんに説明を徹底することは医者の責務の1つですが、わかりやすさを重視していない医者が多いのも事実です。

専門用語を多用したり、マニュアル的な説明ばかりで、患者さんの状況に合わせたわかりやすい説明をしてくれない医者には、あまり診てもらいたくないものです。

風邪などのありふれた症状であれば、患者さんもだいたいのことはわかっていますから説明不要ですし、マニュアル的な治療を施してもらえれば安心です。

しかし知識のない病気であれば、どういう原因で起こりやすいかや、改善や悪化の傾向、治療法や治療していく上での注意点など、事細かにわかりやすい言葉で説明してくれると、安心感に満たされ病に立ち向かう気持ちも上向きます。

クリニックによっては、病気の説明や処方などをする際、過不足なくわかりやすく患者さんに伝えるため、用紙や冊子を活用するところもあります。自宅に戻ってからも見返すことができるので重宝します。

また、質問しやすい医者であるとなおよいです。常に忙しそうにしていたり、せかせかしていて質問しにくい雰囲気を醸し出している医者は、理想的なかかりつけ医とはいえません。

わかりやすい説明を徹底しているか事前に確認したければ、クリニックに電話してみるのも1つの手。診察時間やアクセスの仕方や診療科目など、聞きたいことがあったら電話で尋ねてみましょう。

電話番の人がきちんと説明してくれるかどうかは、クリニックのよし悪しを測る一材料になります。

診察時だけでなく、電話や受付でのサービスも行き届いているかどうかは大事です。それがクリニック全体のカラーを物語っているものですから。

電話や受付での対応がぞんざいなところは、オーナーである開業医の対応も微妙なことが多いです。

2 開業医によって異なる紹介状への積極度

■かかりつけの使い分けも

よいかかりつけクリニックに出会うための条件、3つ目の「紹介状を書いてくれる」に参りましょう。

ちなみに紹介状に関する概要は、第3章にて説明済みです。

かかりつけ医が、紹介状を進んで書いてくれるかどうかは非常に重要。ことによっては死活問題にも関わってきます。

医者の方から「うちでは診断がつかないので、精密な検査ができる病院を紹介しましょう」と提案してくれるかどうかも大事ですし、こちらの「○○病院に紹介状を書いてください」という要求に対して、快諾し対応してくれるかも大事です。

大きな病気の疑いがあり、精密検査が必要なのに、紹介状を書くことを渋るクリニックだと、大病院にかかりにくくなってしまいます（第３章で説明したとおり、紹介状がなくても大病院で診てもらうことはできますが、特別な出費がかかってしまいます）。

これでは病気の発見が遅れたり、気づいたときには手遅れでした、という事態も招きかねません。

ですから間違いなく、紹介状を進んで書いてくれる医者、紹介状の作成を頼みやすい医者との出会いを果たすべきなのです。

紹介状を書いてもらう必要が出てきたとき、現在診てもらっているかかりつけ医が紹介状作成に対して積極性を見せてくれなかったら、かかりつけ医を見直すタイミングです。

普段診てもらう分にはうってつけでも、大病院を紹介してもらうには不安なクリニックもあるものです。そういう場合は、普段使いのクリニックと、大病院への窓口として使うクリニックを、使い分けてもいいでしょう。

■なぜ、紹介状を書きたがらない開業医がいる？

「かかりつけ医に、紹介状を書いてほしいとお願いしたところ、露骨に嫌な顔をされて、結局紹介状を書いてくれなかった」

という患者さんの話を聞いたことがあります。

設備の充実した病院で診察を受ける必要性があるのに、患者さんを病院に紹介したがらない医者がいるのはなぜでしょうか。

その理由は大きく3つ考えられます。

まず1つは、紹介状を書く手間をかけたくないという心理です。

紹介状にはこれまでの治療経過などを詳しく書かなければならず、作成に10分以上かかってしまうこともあります。混雑している病院では他の患者さんを待たせてしまい、クレームの原因となり、クリニックの評判を落とすことになってしまいます。

■信頼の失墜を避けたい

2つ目は、病院から批判されたくない、医者間で悪い噂が立つのを避けたい、という心理。

クリニックは大病院に比べ設備が乏しく、詳細な検査が施しにくい環境です。そのため、実は軽症な患者さんだったのに、大病院へ紹介してしまうこともたまにあります。

そうなったとき、大病院の医者に「紹介元のクリニックの診察技術や治療内容が悪い」と見なされてしまいます。さらには「このクリニックは軽症の患者さんを紹介してくる」と同業の医者に愚痴をこぼすかもしれません。

開業医にとって経営の命綱は信頼関係です。医者同士の信頼関係も大切ですし、通院してくれる患者さんとの信頼関係にも神経質になりがちです。

時間をかけて紹介状を書いたのに、その紹介先の大病院で「このクリニックは治療法が間違っている」「ここの医者には診てもらわないほうがいい」といった批判を患者さんに吹き込まれたら、信頼は大きく失墜してしまいます。

このような懸念要素があるために、紹介状を頑なに書きたがらない開業医がいます。

■必要を感じていない

紹介状に積極的になれない理由の3つ目は、よほどの事態でない限り、大病院を紹介する必要がないと感じているタイプです。

「原因がわからないまま症状緩和のための診療を行っているが、大病院で原因を調べるほどではない」

といった方針のもとで、自院にて引き続き患者さんを診ていくこととし、紹介状作成に対して消極的な姿勢を貫いています。

中には「経過を診ていて治ることもあるから」という都合のいい日和見な考えや、「過剰に不安がらせる必要はないし、紹介するのは本人が希望してからにしよう」という受動的な態度で診療を行う開業医もいます。

これらは開業医ごとの方針や医療に対する姿勢なので、すべてを否定することはできませんが、患者さんに対して「紹介状を書いて大病院で診てもらうという選択もあります」といった提案すらしないのはいかがなものかと感じます。

患者さんとしては、早く原因を知りたかったり、手遅れになる前に大きな病院で診てほしいという気持ちが強いはずです。医者の都合で身の振り方を勝手に決められてしまうのは、堪ったものではないでしょう。

■遠慮しないで提案しよう

患者さんを大病院に紹介するかどうかの判断基準は、開業医によってかなり幅がありま
す。

ここまでに挙げてきたような理由で紹介状を書きたがらない医者に出会ってしまったとしても、焦らず対処できるよう、普段から対策を用意して医者にかかるようにしましょう。体調が一向によくならないときは、早い段階で医者に大病院を紹介してほしい旨を伝えましょう。

これでたいていの医者は渋々でも紹介状を作成してくれるはずですが、それでも書かないようであれば、他のクリニックにかかることを検討しましょう。

アクセスのよさ、そして口コミなどを参考に、普段からかかりつけでない予備のクリニック候補を絞り込んでおくことで、迅速にクリニックを移り、紹介状を手にすることができるはずです。

3　かかりつけクリニックの絞り方

■リアルの口コミは大事

ここまで紹介してきたよいかかりつけクリニックの３条件で精査すれば、いくつかのクリニックが候補に挙がるはずです。

ここではさらに絞り込みをかけるために、いくつかのアイデアを紹介します。

まずは口コミですね。第1章で口コミについては詳しく説明しましたし、第3章の大病院の選び方でも触れているので、ここで改めての具体的な説明は控えます。

インターネットの口コミはあまり信用しすぎず、参考程度に留めましょう。

かかりつけクリニックの場合、より重視したいのはリアルの口コミです。大病院は診療科によって評価が違ってくるのでさほど参考になりませんが、人材や診療科目がほぼ固定化されているクリニックなら、そういう懸念はほとんどないので、リアルの口コミの信頼度は高い傾向です。

■ホームページで確認したいこと

さらにクリニックの雰囲気を知りたいならホームページを覗いてみましょう。

ホームページでは、診療時間やアクセスといった基本情報のほか、医者の経歴紹介や得意としている分野などを把握できます。この段階でまず、自分にとって通いやすい時間帯に開いているクリニックに絞っていきましょう。

専門的な知識がなくても、院内の写真や、掲載されている医者の表情や治療方針などを見て、フィーリングで行ってみたいかどうかの気持ちが湧いてくるはずです。これも1つの判断材料としましょう。

〔図表15　口コミでクリニックを絞り込み〕

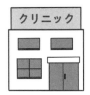

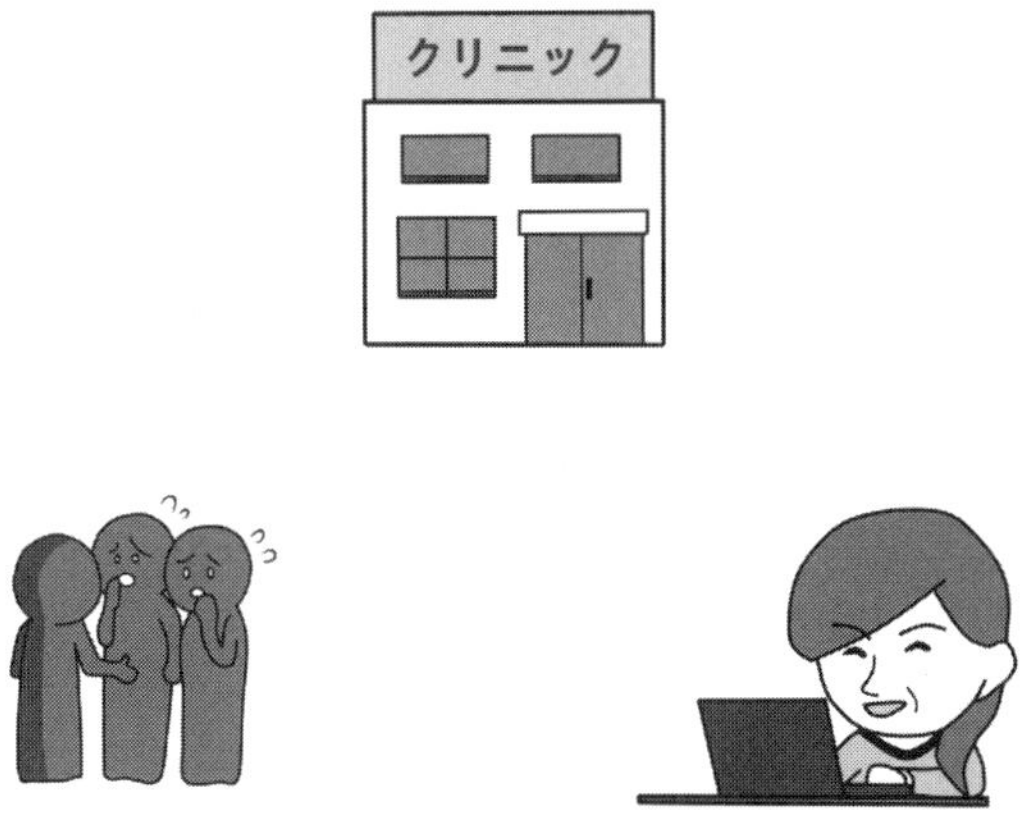

リアルの口コミとインターネット、両者を活かして候補を絞りましょう。

同時に、院内の写真から最新の医療機器があるかどうかも確認しておくといいでしょう。

内装が新しいと設備も新しい傾向にありますが、単に改装しただけで設備は一新されていないこともあります。

内装が綺麗かどうかよりも、設備に注目するようにしましょう。丁寧なホームページだと、各設備の説明文を掲載しているクリニックもあります。

クリニックが最新の医療情報を仕入れているかどうかは、実際に足を運んで医者と対面してみないとわかりません。さりげなく新しい治療法や治療薬について質問してみるのもいいでしょう。

ホームページを持っていないクリニックもまだまだあります。しかしホームページがないからといって、治療技術が劣っているというわけではありません。現在抱えている患者さんで手一杯だから、ホームページをあえて持たないというクリニックもあることでしょう。

こういうクリニックは、口コミを頼りにしつつ、最終的には自分で行ってみて判断するのが得策です。

■ネット検索で気をつけたい広告の話

インターネットでクリニックを検索する際は、「地域名　診療科目」「駅名　疾患名」といったワードで調べることでしょう。

たとえば「北名古屋市　内科」や「札幌駅　頭痛」といったワードでの検索です。

利用する検索サイトは、グーグルかヤフーが一般的でしょう。

ここではグーグルを例として、いくつか検索時の注意点を書いておきます。

まずグーグルでは、周辺のクリニックをマップ表示してくれる便利な検索結果機能があります。現在地からの距離の目安もわかります。これを「マップ枠」と呼ぶことにします。

〔図表16　医療機関検索結果例〕

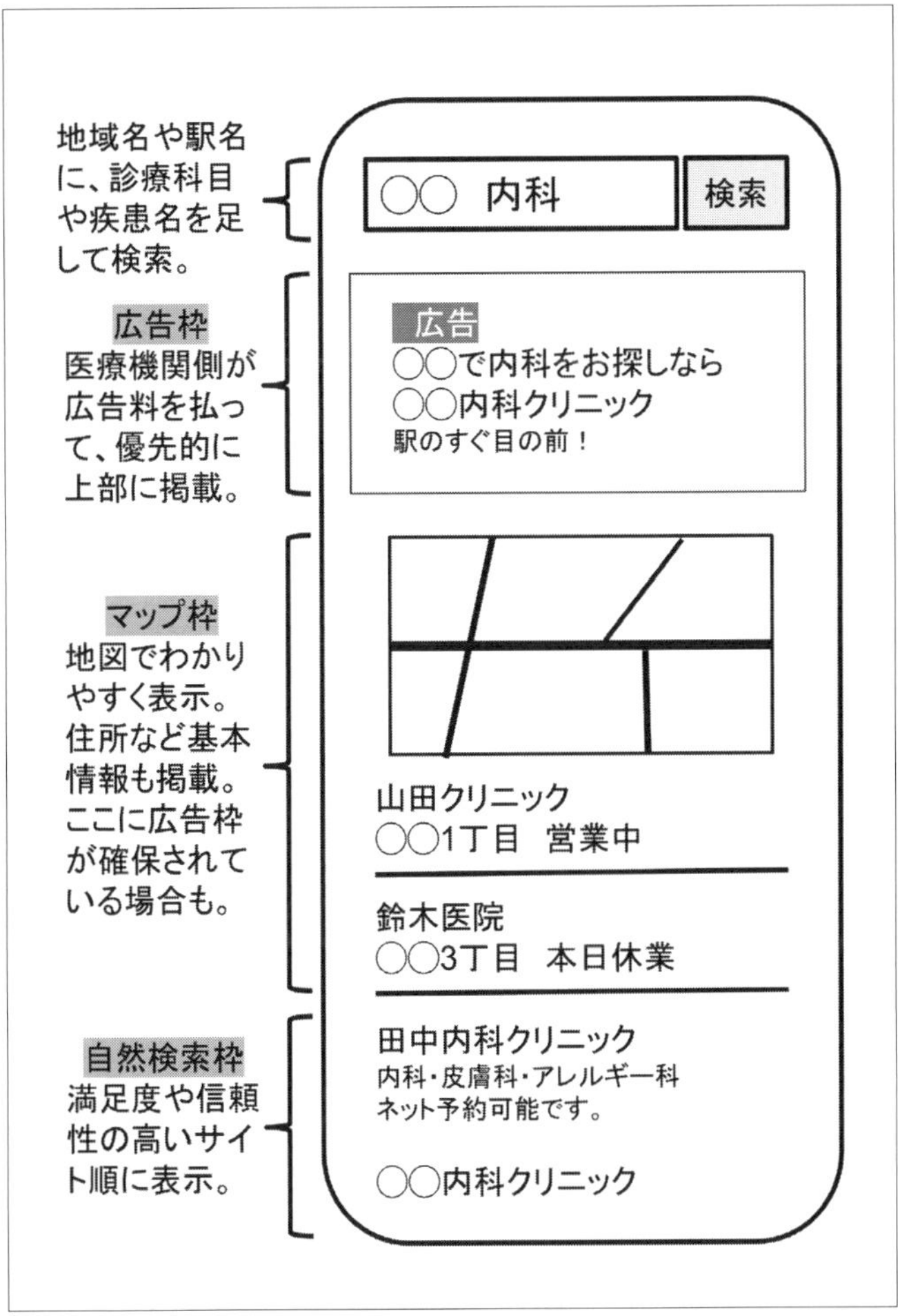

このマップ枠に続いて表示されるのが、検索ワードに従い検索意図に合ったサイトを上位表示する「自然検索枠」です。同じワードで検索した人の満足度が高いサイト、信頼度が高いサイトを優先的に表示しています。

自然検索枠に上位表示されているからといって、必ずしも自分に合った医療機関とは限りません。ホームページの内容も必ず吟味しましょう。

また、検索結果画面でとくに気をつけたいのが、マップ枠や自然検索枠よりも先に表示されることがある、「広告枠」です。

これはクリニックがグーグルに広告費を払って、最上位の位置にサイトのリンクを置いてもらっているというものになります。

広告枠はきちんと「広告」の二文字が書かれているので一目でわかります。

広告枠で紹介されているクリニックは、信用せずあえて選ばない人もいれば、「広告を出せるくらいの規模だから」と信頼して選ぶ人もいます。とにかく広告枠のクリニックも、ホームページを訪れて判断するのがいいでしょう。

■最後は自身の目と感覚で判断を

自然検索枠で上位に表示されるよう、インターネット施策に力を注ぐクリニックが最近増えています。

確かな治療技術が伴わず、そういった小手先の施策だけにお金をかけているところがないとも限りません。ホームページには立派なことが書かれていても、実際足を運んでみると全く違っていた、ということもあるので、「上位表示されている＝よいクリニック」という考え方はしないでおきましょう。

口コミも参考にし、絞り込みをかけ、さらに実際にクリニックへ行ってみて、違和感があれば別のクリニックを選ぶようにしましょう。

4　新型コロナウイルス――いざというときの医療機関の選び方

■新型コロナウイルスの流行

２０１９年12月、中国の武漢で新型コロナウイルスが流行し、翌年1月、日本国内でもついに感染者が確認されました。

私がこの文章を書いている２０２０年2月中旬現在、クリニックには簡易検査キットが用意されていないため、新型コロナウイルスの検査および診断をすることができず、また治療薬やワクチンも当然ありません。

まだ現時点ではわからないことですが、今後、日本国内でも新型コロナウイルスが流行する可能性は十分に考えられるでしょう。

このような新型のウイルスが蔓延し始めたとき、そして実際に自身が似たような症状にかかってしまったとき、どのように医療機関を選ぶべきでしょうか。新型コロナウイルスを例に考えていきましょう。

新型コロナウイルスが本格的に流行するようになると、クリニックに簡易検査キットが順次配備されていきます。２０２０年2月現在はそのための準備に余念がない時期となっています。

２００９年の新型インフルエンザウイルスが流行したときと同じように、新型コロナウイルスが疑われる症状を発症したら、その検査キットで診断を受けるため、家や職場の近くにある内科クリニックを受診することになると予想されます。

なぜ、近くにある内科クリニックを受診することになるのかというと、発熱、咳、のどの痛み、だるさなど、風邪と似ていて区別がつきにくく、身体的にも動くのがつらいため、長時間の移動は現実的ではないからです。

また、かかりつけクリニックがあれば、持病や飲んでいる薬などのデータもあり、スムーズに診察を受けることができることでしょう。

無理をして電車やバスなどで遠いところの医療機関に行くと、道中で他の人に感染させてしまう可能性もあります。

また、新型コロナウイルスが疑われる症状の人が大病院に殺到してしまったら、その他の病気による重症の人が医療を受けることができなくなります。

そのため、大病院にかかるには、他の病気と同じように、クリニックからの紹介状が必要となるでしょう。

■もし新型ウイルスと診断されたら

クリニックを受診して新型コロナウイルスと診断された場合でも、軽症であれば、自宅療養や定期的な診察で済むことでしょう。重症であれば、新型コロナ肺炎の入院設備のある大学病院や総合病院にクリニックから紹介状を書くことになります。

コロナウイルスは気管支や肺などの呼吸器に感染するため、大人であれば内科、その中でも呼吸器内科や感染症内科が最も専門的に診療しています。

クリニックであれば、内科の中でも、呼吸器内科を専門とする医者が適していますが、内科を標榜しているクリニックの医者であれば、新型ではない風邪の原因となるコロナウイルスやインフルエンザウイルスによる感染症を日ごろからよく診ているので、検査キットや治療薬があれば大きな問題なく診断や治療ができることでしょう。

いずれにしても、現在の新型コロナウイルスの状況については、1日でも早く検査キットが各医療機関に配備され、治療薬やワクチンが開発普及することを願って止みません。

以上は、2020年2月現在で想定される内容になります。新型コロナウイルスの状況は時間とともに変化しますので、最新の情報を把握してご判断ください。

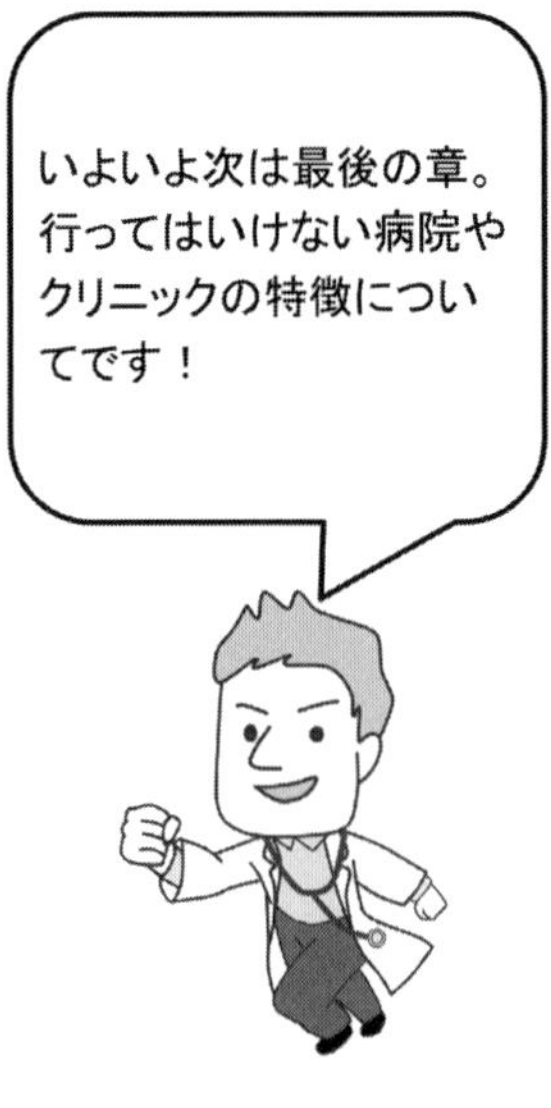
いよいよ次は最後の章。行ってはいけない病院やクリニックの特徴についてです！

第5章
行ってはいけない病院

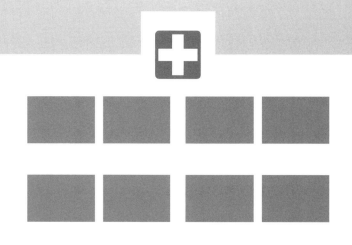

1 研修医主体で診療する救急外来

■手遅れの引き金になることも

本書最後となる本章では、「行ってはいけない病院」と題し、なるべく通院することを避けたいクリニックや病院の、具体的な特徴を挙げていきます。

まず1つ目は、研修医が主体として診療対応している救急外来です。

先に断っておきますが、「研修医がいるからその救急外来には行ってはいけない」と言いたいわけではありません。ここで言及するのは研修医「だけ」で対応している救急外来のことです。

2年間の初期研修医が終わると、医局に所属した後期研修医は大学病院に配属されるのが一般的です。ただ後期研修医は給料が安いこともあり、だいたいは他の病院で当直のアルバイトをします。

当直とは、夜間や祝日などの診療時間外に勤務することです。大病院だけでなく、中小規模の病院などでも当直を置いている病院はあります。

昨今の医者不足の側面もあり、必然、研修医だけで当直および救急外来の診療を行っている医療機関も存在します。

2年間の初期研修を終えているとはいえ、まだまだ経験の浅い医者です。救急車などで搬送された緊急性の高い患者さんを担当するのは、ミスや見落としのリスクがあります。

後期研修医が緊急性の高い患者さんを診たことで、診断が遅れてしまった事例を、実際にいくつか聞いたことがあります。

ある大病院では、医者不足のため、医師免許を取得して3年目の後期研修医に救急外来を担当させていました。

後期研修医であっても医者は医者。法律上問題はないのですが、後期研修医はこれまで十分な指導を受けておらず、また医者不足のため周りの指導医から教わる暇もなく、相談しにくい状態で救急外来に携わっていたようです。

近所の夜間対応をしているクリニックに駆け込んだはいいけれど、クリニックでは対応できない怪我や病気だった患者さんを、その後期研修医は主に診ていました。

紹介状を持って駆け込んできた患者さんをまず検査することから診療を開始するのですが、検査段階でこの後期研修医は見落としを繰り返していて、患者さんに満足な治療を行うまで時間がかかってしまうことが何度もありました。紹介元のクリニックからもクレームが来る始末となってしまったのです。

もちろん優秀な研修医もいますが、命に関わるほどの重症であれば、経験豊富な医者に診てもらいたいもの。少なくとも、研修医だけではなく経験豊富な医者も待機している医療機関で診てもらうのがベターです。

■2つの当直体制

とはいえ、医療機関が経験の少ない後期研修医だけで救急外来をしているところかどうかを判断することは、容易なことではありません。

まず対策の1つとして、口コミで把握するという方法があるでしょう。リアルやインターネット問わず、「手際の悪い不慣れな医者しかいなくて不安だった」といった類の評判を見聞きしたら、その医療機関で診てもらうことは避けるようにしましょう。

さらにもう1つの指標として、何人体制で当直を行っているのかを事前にチェックしておくことで、見極める方法があります。

当直体制には大きく2つのパターンがあります。

すなわち、各診療科目の医者が多数当直しているか、内科系の医者1名と外科医の医者1名など少人数で当直しているか、どちらかのパターンです。

各診療科目の医者が当直している医療機関は、経験豊富な人材が潤沢に揃っているところといえます。たとえば内科系であれば、循環器内科、呼吸器内科、消化器内科、神経内科、血液内科などなど、各科ごとに専門的知識と技術を持つ医者が待機していることになります。

当直の医者が充実していれば、救急外来でも専門分野の怪我や病気を抱えた患者さんに十分な治療を施すことができるでしょう。

このような当直体制を持つ医療機関は、病床数を多数確保している大病院に多い傾向にあります。病床数が多いほど、多くの医者が当直していても採算を取ることができるからです。

一方の少人数の医者で当直を担当している医療機関は、病床数の少ない中小規模の病院に多い傾向です。

極端な例として、循環器内科を勉強している研修医が、脳梗塞などの神経内科領域の患者さんを診るケースもあります。このようなミスマッチな診察によって、診断や治療が遅くなってしまう可能性があるのです。

このようなリスクを避けるため、重大な病気が疑われる場合は、当直が少人数体制の医療機関は選ばないようにしたいものです。

基本的には規模の大きい病院を選べば問題ないでしょう。

2　信頼できる大病院に搬送されるには

■診察券を持っておくと安心

自身の足で外来を訪れる場合は病院を吟味することができますが、救急車で救急外来に運ばれる場合、病院選びをする余裕など当然なく、一見対策のしようがないように感じます。

とはいえできるだけ、少人数の当直体制ではなく、診療科目ごと専門医が充実している病院に運ばれたいものですよね。

そもそもまず、救急車はどのようにして搬送先の病院を決めているのでしょうか。

ご存知の方も多いと思いますが、救急車の中で救急隊員が搬送先候補の病院の救急担当者や医者に電話連絡をし、了承を得た上で搬送することになります。

ここでポイントとなることが1つ。

あくまで1つの傾向ではありますが、今までかかったことのある病院だと、通院履歴や診療記録が残っているため、受け入れてもらいやすくなります。

したがって、当直体制の万全な大病院の診療を受ける機会があったら、その後も診察券は財布の中などに入れて携行しておくようにしましょう。

逆に病院の診察券を持っていないと、受け入れてくれる病院が見つからず、なかなか救急車が出発しないこともあります。治療開始が遅くなり、大きなリスクを背負うことになってしまうわけです。

やっと受け入れ先が見つかったのはよかったものの、どんな病気でも受け入れるが腕のほどはいまいちな医者だったり、研修医ばかりの病院だったら、救急隊にとっては受け入れ先が決まって一安心でも、患者さんにとっては不幸の始まりとなってしまうかもしれません。

救急隊員も、医者の愛想がいいかどうかは知っていても、腕がいいかどうかまではわかりません。病院内でも、「あの医者は診れない患者さんばかり受け入れて微妙だよね」という噂が絶えない、とんでもない医者が救急外来を担当している場合もあるのです。

■逆パターンにも注意

診察券を持っていたばかりに不幸を経験してしまう、いわば逆のパターンもあるので注意しましょう。

たとえば、重病を発症し救急車で搬送されることになったとします。○○総合病院の診察券を持っていたので、○○総合病院に受け入れてもらうよう救急隊員が要請します。

このとき、○○総合病院にその病気治療を専門としている医者が不在であっても、当直している医者は立場上、受け入れざるをえないことがあるのです。「診察券を持っているかかりつけの患者さんは、病状が専門分野でなくても受け入れるように」と当直の医者に命じている場合があるからです。

一刻を争う緊急事態であるにもかかわらず、真っ当な緊急処置ができないかかりつけの病院に搬送されたばかりに、手遅れになってしまったケースも実際にあります。

このような理由から、常時携行する診察券は、「この病院なら当直体制が充実しているから安心」といえる病院のものにしましょう。

3 ベテランばかりのクリニック

■ベテランだからこその盲点

ここでいう「ベテラン」とは、専門分野に長けている医者のこと。彼らのような専門性に優れた医者に、専門以外の症状を診てもらうことのリスクについて説明します。

たとえば「内科・消化器内科」と標榜しているクリニックがあったとします。こういうところは消化器内科が専門の可能性が高いです。

体調が悪いとき、「消化器系が悪い」と断定できるのであれば、消化器内科のクリニックに行くのがいいでしょう。

しかし「どこが原因かわからないがとにかく体調が良くない」というときに、このような専門系のクリニックを訪れてしまうと、正しく診察してもらえないことがあるのです。

ベテランの医者であっても、専門分野の病気ばかりを日々診療していたら、専門以外の知識が古くなっていたり、診療し慣れていない症状の場合は見落としをしてしまうことも考えられます。

■素人判断は禁物

体調不良を感じ医療機関で診てもらう必要を感じたときは、「たぶん消化器系が悪いんだな」などとあまり素人判断せず、病気全般を広く診てくれるクリニックを訪れるようにしましょう。

ホームページをまずは見て、専門分野に力をどれだけ入れているのか、全般的に診てくれる医者がいるかなどを確認しましょう。

ホームページがない場合やインターネットで調べるのが手間なときは、電話で問い合わせてみるといいでしょう。「お腹が痛いのですがそちらで診てもらうことは可能ですか」といったように、具体的な症状を伝えつつ尋ねるのもいいですね。

「当院は○○の治療専門なので」という返答があったなら、他を当たりましょう。

4 外科手術ばかりすすめる病院

■医者が手術をすすめたがる理由

適切な治療法について、他の選択肢を一切考慮せず、「手術しましょう」と外科手術を提案してくる病院は注意しましょう。

もしくは、「(明らかに手術以外の選択肢があるのに)手術以外に方法はありませんか」と問いかけても、「手術しかない」と、なぜ手術が必要であるかの理由説明もせず、治療法を断定する病院も警戒するべきです。セカンドオピニオンを一考したほうがいいでしょう。

外科手術に積極的な病院は、患者さんにとって手術が適切ではないと思われる状態でも、手術をすすめるケースがあります。

なぜ熱心に外科手術をすすめる病院があるのか。理由はいくつかあります。

まず1つは、症例数を増やしたいという理由です。手術をした方が病院の収益になりますし、症例数が増えれば実績をアピールすることができます。

もう1つは、外科医はスポーツ選手やコックといった技術職と同様で、実践をコンスタントに行わないと腕が落ちるかもしれないという心理を持っています。

実際に、長いブランクのあるベテランの外科医よりも、コンスタントに手術を経験している若い外科医のほうが、急な手術に対して精密かつ効率的なパフォーマンスを発揮できる傾向にあるのです。

ですから病院側としては、医者全体の質を維持するためにも、手術を定期的に行いたいという思いがあり、手術をすすめがちです。

また、若い医者がいる場合は、経験を積ませたいために手術に対して積極になるケースも考えられるでしょう。

以上のような理由から、手術しか選択肢がないように患者さんを誘導してしまう医者がいるのです。

私はクリニックの内科医なので手術は専門外ですが、大病院のセカンドオピニオン外来を担当している知り合いの医者の話によれば、医者から手術を熱心にすすめられ、疑問を感じ相談に来る患者さんが後を絶たないそうです。

そういった患者さんを検査してみると、多くの方がまだ手術が必須の段階ではないにもかかわらず、手術をすすめられていることが判明したというのです。

■手術のリスク

「手術をすれば短時間で治るのなら、必ずしも手術の必要がない状態でも、また多少費用が多めにかかったとしても、早く手術してもらいたい」

という考え方の患者さんもいらっしゃるでしょう。しかし外科手術というのは体にメスを入れる行為ですから、患者さんの体へのダメージは決して小さなものではありません。

手術をするリスクよりも、手術をしないでおくリスクのほうが高まったとき、手術という方法を選ぶべき場合もあります。

手術をすることのリスクについて詳しく触れておきましょう。

第一に、手術には合併症のリスクがあります。術後の感染症や、開腹の施術後に腸の癒着を起こしてしまう、などです。

このような予期できない別の病気を招いてしまうことは、ベテランの医者であれ経験の浅い若い医者であれ、どのような医者が手術を担当したとしても考えられます。

さらに高齢者の場合は、手術自体が体力的に耐えられるかどうかも十分に注意が必要になってきます。

「体力的に厳しいかもしれないが、手術をしないと助からない」というような、切羽詰まった状況でない限りは、高齢者の手術に対しては慎重になるべきです。医者も十分に考慮した上で、手術を提案するのが通常です。

高齢者が手術を受ける場合、医者からリスクも含めた詳しい説明を受けた後、家族で入念に話し合いの場を設けましょう。

完治できなくても、薬を使って症状を抑えながら、苦しみなく穏やかに余生を過ごす方法も考えられるかもしれません。治療法についてよく調べて、慎重に最終判断を下しましょう。

5　ムダに入院させる病院

■入院にはリスクがある

ホテルの稼働率と同じように、病院のベッドにも稼働率があります。

稼働率が高い病院ほど、収益も上がっていくのが基本です。そして稼働率を上げるには、新しい入院患者さんを増やすか、今いる患者さんを長く入院させるしかありません。

長く入院したいのであれば、あえて入院期間の長い病院を選択するという手もあるでしょう。ただ入院にはいくつかのリスクが付きものです。

まず思い浮かぶリスクは、長期入院に伴う出費ですね。入院が長引けば長引くほど、何かにつけ費用がかさばってしまいます。

日常の生活を離れることもリスクです。

仕事ができないのは、自営業の方であれば収入減に直結します。会社勤めの方であれば入院が長引くほど会社に少なからずマイナスの影響を与えるでしょうし、「査定や出世に響くかもしれない」という心配も絶えないことでしょう。

家事を専業としている方も、家のことを家族に託しての長期入院は複雑な気持ちになります。一人暮らしの方も、放置状態の家の中のことが気がかりです。

続いて健康面のリスクも考えてみましょう。

入院すると明らかに運動量が減ります。かなりの長期にわたる入院だと、足腰が弱って体力も著しく低下してしまう可能性があります。高齢の方だと歩けなくなるケースも考えられます。治療のための入院ですが、逆に不健康を招いてしまうものでもあるのです。

入院期間中は食事制限がかかってしまい、食事の楽しみが減ってしまうことも懸念材料の1つでしょう。

さらに、院内感染のリスクも見逃せません。大多数の患者さんが1つの施設に滞在するわけですから、どういった経路でどんな病原を持ち込まれるかわかりません。

厳重に対策を積んでいる医療機関であっても、院内感染を完全に防ぐことはできません。入院が長引くほど、院内感染のリスクは高まるものと考えるべきでしょう。

リスクはまだまだあります。高齢の方に多いのが、認知症の加速です。入院中は一日中ベッドの上にいることも少なくありません。

脳を活発に動かす機会が減ってしまうため、脳力を低下させてしまうことがあるのです。高齢の方はこのリスクを十分に踏まえておくべきでしょう。

■ムダに長引かせない対策法

必要以上の入院をすすめてくる病院を避けるには、病院の平均在院日数を調べましょう。平均在院日数とは、患者さんが入院してから退院するまでの日数を平均化した数値です。

ホームページや、院内に置かれている資料などで、平均在院日数を明記している病院もあります。

またインターネットの検索にて「病院名　平均在院日数」で調べれば、病院実績をまとめているサイトに行き着くことができるはずです。検討している病院の平均在院日数を把握することができるでしょう。

一般的に、年々、平均在院日数が短くなっている病院や、他の病院と比べて短い傾向の病院は、日々の努力によって患者さんの入院期間を短くしている、信頼性の高い病院だといえます。

また、ホームページなどで病院みずから平均在院日数をきちんと明示しているのであれば、それは自信があるからこそのアピールといえるので、これもプラスの判断材料になるでしょう。逆にそういった実績面を明示しないところには警戒が必要です。

ここで注意しておきたいのは、平均在院日数が長いからといって、必ずしも長期入院をすすめている病院とは限らないことです。

なぜかというと、比較的長期の入院が必要とされる病気を専門に扱っている病院の場合、平均在院日数が多くなる傾向にあるからです。調べている病院が特定の病気治療を扱う専門病院なのか、それとも広く診療科目を扱っている一般病院なのかも踏まえながら、平均在院日数を確認しましょう。

いずれにせよ、同じ診療科目で他の病院と比較し、平均在院日数が極端に多い病院は、避けるべきです。

実際に入院している段階で、「もうだいぶ調子がいいのに、なかなか退院させてくれないな」と感じたときは、こちらから「そろそろ退院できませんか?」と尋ねることも重要

〔図表17　入院のリスク〕

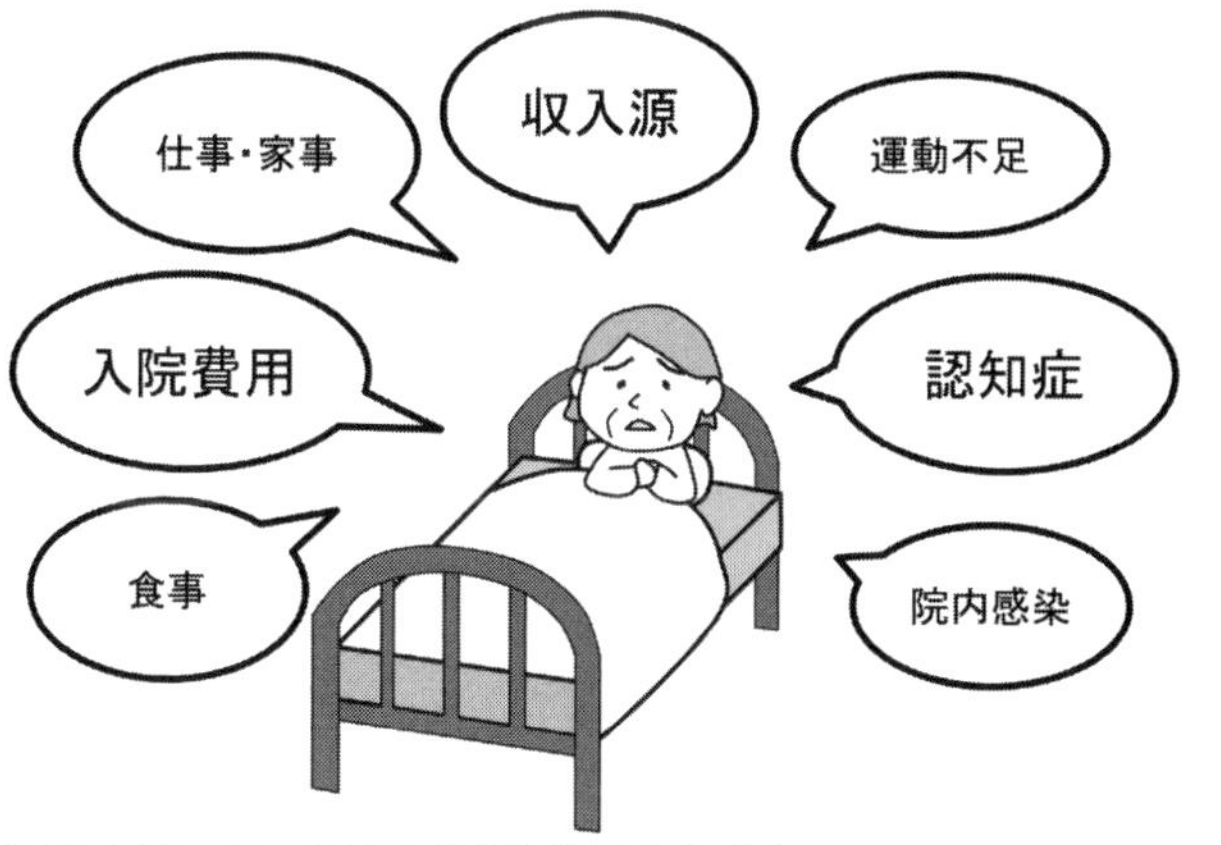
仕事・家事
収入源
運動不足
入院費用
認知症
食事
院内感染
入院中はいろいろと心配事が尽きません。

です。

すべての判断を医者に委ねることはあまり推奨できません。病院のいいようにさせられている、つまり、少しでも入院を長くして稼働率が上がるよう操作されている可能性があるからです。

明らかに数値の悪いところがあって、「今の状態で退院するのは危険です。もうしばらく私たちのそばにいてください」などと伝えられたら、納得してもう少々入院を我慢するべきです。

しかし、「まだもう少し様子を見たいので」と、具体的に悪いところを伝えられず、うやむやにされるようであれば、こちらも対抗手段を用いるべきでしょう。

「血圧が○○に安定したら退院」など、退院できるための客観的かつ具体的な目安を医者と決め約束する、というのが1つの手段。

医者の主観に任せきりにせず、決して医者を神格化するようなことをせず、不明なことや気になることを尋ねるようにしましょう。

6 何度も通わせるクリニック

■小刻みに治療する歯科

一回で済むような治療を数回に分けて行ったり、あまり必要のない治療を追加したりなど、意図的に患者さんを何度も通わせようとするクリニックがあります。

たとえば歯科クリニックで、いつまで経っても治療が終わらず、気づけば1年以上も通っていた、といった経験をする患者さんがいます。

これは、少しずつ治療した方が保険点数をたくさん取れるから、一気に治療しないのです。中には必要以上に歯を削って、少しでも多く治療費を取ろうとする悪質なところもあるようです。

こちらは歯科について詳しくない上に、治療中口内で何をされているのかもわかりません。それを逆手にとって、やりたい放題で何度も通わせる歯科クリニックがあることを、知り合いの歯科医から聞いたことがあります。

こういった歯科で「まだ治らないのですか」と尋ねると、「一気に治療すると炎症がひどくなるから」とそれらしいことをいってくるので、患者さんも「そういうものなのか」と思い妥協しがちです。

■薬を出し惜しむ内科

薬を少しずつしか出してくれないため、短期間で何度も通わなければならない内科クリニックもあります。

用法用量に注意が必要な薬であれば別ですが、たとえば血圧を安定させる程度の軽めの薬の処方でさえ、せいぜい2週間程度しか処方しないところもあるようです。

忙しい方にとっては通いきれない場合もあるので、「もっと一気に出してくれないかな」といいたくなるものですよね。

薬を出し惜しむ理由は、患者さんの経過を観察したいという慎重さもあるでしょう。しかし一方で、4週間に1度しか来ない患者さんよりも、2週間に1度来る患者さんのほうが、診療報酬が多いというのも、影響しているように感じます。

「多めに出してほしい」とお願いしたところ、「そんなんじゃ治らないぞ」と強めの口調で叱られた患者さんもいたと聞いたことがあります。

医療に携わる者それぞれの考え方があるかもしれませんが、一番大切なことは患者さんの希望に沿った、負担の極力少ないベストなアンサーを出してあげることです。

患者さんが忙しくなかなか通院できないようであれば、薬を多めに出してあげるべきだというのが私の治療方針です。

■意思を伝えて反応を見よう

少しでも医者の態度に違和感を抱いたり、何度も通わされることに対して不服であれば、内に留めずきちんと打ち明けるようにしましょう。

医者はよかれと思ってやっていたことが、実は患者さんにとって負担になっていた、というように、ボタンのかけ違いによって起きているケースも考えられます。意思疎通は大切です。

「あとどのくらいで通院の必要はなくなりますか」と尋ねて、明確な目安基準を教えてくれれば、信頼できる医者といえそうです。

「こちらのやり方に従えばいい」というように、通院させる理由や通院の必要がなくなる指標を伝えず、高圧的な態度を取られてしまったら、不信感が募りますよね。かかりつけクリニックを見直すタイミングかもしれません。

マニュアル通りの診察や治療法の提案だけでなく、患者さんとよく話し合い治療方針をカスタマイズしてくれるところこそが、真の医療機関といえるでしょう。

7　根拠のない治療法を提案する病院

■効果ゼロとはいいませんが……

医療機関の一部では、医学的根拠のない治療法を提案してくるところもあります。中小の病院やクリニックなど、個人で経営されている医療機関に多い傾向です。

「医学的根拠がない」というのは「絶対に効果がない」というわけではありません。中には、厚生労働省に認可されているありふれた治療法以上に、絶大な効果をもたらす治療法も、少なからずあるかもしれません。

とはいえ、医学の道に身を置く人間が、医学的根拠のないものを率先して患者さんに推奨するというのは、いかがなものでしょうか。

なかなか完治の兆しの見えない病に罹り、絶望的な気持ちに浸っている患者さんの弱みにつけ込んで、根拠に乏しい自由診療で高額な治療法を提案する医療機関は、現実に存在します。

別の医療機関で診てもらっていたが効果があがらず、セカンドオピニオンとして利用した医療機関で提案される、というケースも多いようです。

■根拠のない治療法をすすめる理由

病院側の心理としては2つあるでしょう。

症状に悩まされている患者さんをなんとか治療したいという真摯な気持ちが1つ。これ自体は医者として正しい理念ですが、だからといって医学的根拠のない高額な治療法を提案するのは、無責任に感じられます。

医学的根拠のない治療法を勧めるもう1つの理由は、売上貢献のためです。

開業医は利益をあげなければ経営を続けることができません。保険診療よりも、自由診療の方が売上への貢献度は大きいため、医学的根拠がない治療法をすすめることがあります。

いずれの心情にしろ、医者の本音というものは患者さんにはわかりません。ですから最終的には自身での判断は不可欠です。

そもそも医学的根拠がない治療法をやっても、大きな効果を得られる可能性は少ないですし、副作用などの恐れも含めると、かなりのリスクです。

「自由診療ですがこんな治療法があります」と提案されても、すぐに承諾するようなことは控えましょう。

■自由診療には慎重な吟味を

自由診療の話が出ましたが、自由診療すべてが医学的根拠のない治療というわけではありません。

海外では認知された結果の出ている治療法でも、国内では保険治療の対象にまだなっていない、という段階の治療法もあります。

ですから、もし医者に自由診療の治療法を提案されたら、その場はまず保留として、自分でその治療法について調べてみるといいでしょう。

医学的根拠のない治療法であれば論外ですが、海外では主流となっている治療法であることが確認できたら、その治療法を受けるのも１つの手段です。受ける際は、医者に副作用などのリスクについて入念に確認するようにしてください。

ただし自由診療ですから、経済的な負担が大きいことは覚悟しておきましょう。

おわりに

ここまでお読みいただきましてありがとうございました。

病院選び、医者選びは奥が深い。本書を通して、このことを理解していただけたことでしょう。

すぐ行動に移せる具体的な病院選びの方法を知ることができたのでしたら、本書の目的は達成されたことになります。病院や医者選びに悩んでいる方にとって、参考になっていれば幸いです。

医療情報に乏しい時代であれば、とくに疑問に思わず、家の近所の評判のいい病院を頼っていたことでしょう。

現代は情報社会の隆盛を迎え、パソコンやスマートフォンが普及したことにより、医療情報が各医療機関からも発信される時代となりました。

これにより、誰でも平等に新鮮な医療情報をキャッチできるようになったことは喜ばしいことですが、一方で比較検討できる病院や治療法の候補が増え、「どの病院を選べばいいのか」という悩みが尽きないようになってしまいました。

最短で最適な病院へ辿り着けるよう、あふれる情報を整理しやすくするための参考書として、今後も本書をご活用ください。

正しい病院選びのモデルケースとして、「はじめに」のところでも紹介した、祖母の病院選びについて、改めて振り返っておきましょう。

祖母は腰椎圧迫骨折となり、痛みのため寝たきり生活を余儀なくされ、一時は食事も満足に摂れなくなってしまいました。

入院していた病院の院長からは「もう手遅れだから静かに見送ってあげてはどうか」といわれるほどの状態だったのです。

しかし私にはどうしても「腰椎圧迫骨折で命を失う」という事実を受け入れることができませんでした。医者として、そして祖母の孫として、頑なに諦めることができなかったのです。

「どうにか治療する方法はないだろうか」

同じ医者といえど、専門外である整形外科について、私は知識をほとんど持っていませんでした。

パソコンで調べ、知り合いの整形外科医にも相談し、医者とコンタクトが取れるサービスに投稿したりなど、残された時間の少ない中で、最善の医療を必死に探しました。

どういった症例に対して、どのような治療の適応があるのか、そして各治療にはどのようなリスクや副作用があり得るのかまで、細かく調べあげたのです。

情報収集し続けていくうちに、当時は整形外科医の間で賛否両論のあった、腰椎骨折の部位をセメントで固める手術のことを知りました。

「この治療法なら、祖母を助けられるかもしれない！」

確実ではありませんでしたが、何もできないまま祖母を見送るよりも断然よいと信じ、手術が可能な病院へ転院するよう手配したのです。

もちろん不安もありました。祖母は寝たきりでしたので、私の選択した新しい治療法でもし効果がなかったら、むしろ病状が悪化してしまう可能性も捨てきれなかったのです。そうなってしまったら申し訳ないと、決断するまでには心理的な葛藤がかなりあったのを覚えています。

結果、手術はうまくいき、祖母の痛みをなくすことができました。痛みが消えたことで祖母は食事が摂れるようになり、リハビリの末に寝たきり生活からも解放され、元気に老人ホームで暮らすことが叶いました。

このような経験から、自分自身の病院選びはもちろんのこと、家族の病院選びについても、ある程度の知識が必要だということを痛感した次第です。

とくに高齢の方の場合、手術を行うことのリスクや、逆に経過を見守ることのリスク、治療の副作用など、総合的な判断をしないと、寿命を大きく縮めてしまうことになってしまいます。祖母のケースがまさにそれです。

これを読んでくださっているあなたがもし高齢の方であれば、パソコンやスマートフォンを上手に使える若い方に協力してもらうことを、決して忘れないでください。そして本書を参考にして、病院選びを行い、最適な治療法を絞り込むようにしましょう。

あなたがもし若い世代の方であれば、両親や祖父母の方が大病にかかって困っていたら、病院選びの協力を積極的にしてあげるようにしてください。その際も、本書を参考にしていただければ幸いです。

最後に、本書は病院選びについて、いろいろな要素を書き出してきました。

しかしいちばん大切なことは、健康であり続けることです。病院のお世話にならないことが何よりなのです。

普段の生活習慣の見直しや、怪我や病気の予防策は普段から心がけるようにしてください。

そしていざ病院を探す必要が出てきたら、また本書へと戻ってきてください。

皆さまの健康と幸せな人生を願い、本書を終わります。ありがとうございました。

蓮池　林太郎

私および私が運営している新宿駅前クリニックでは、特定の医師への紹介、セカンドオピニオン、他院通院中患者さまからの紹介状作成要請には対応していませんので、ご了承ください。

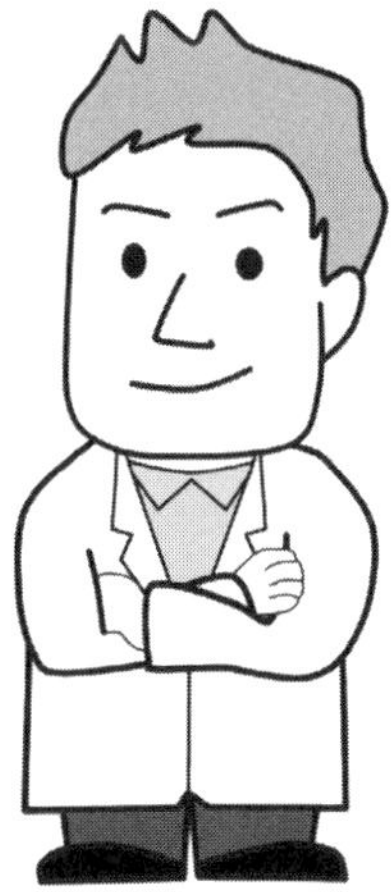

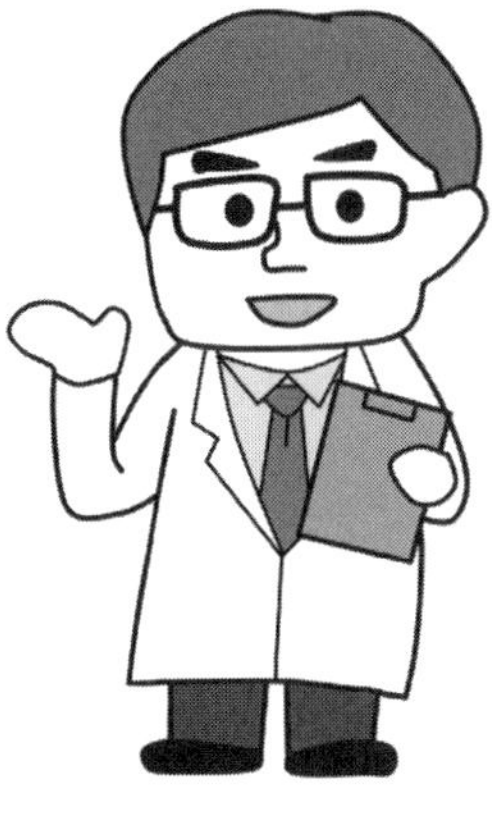

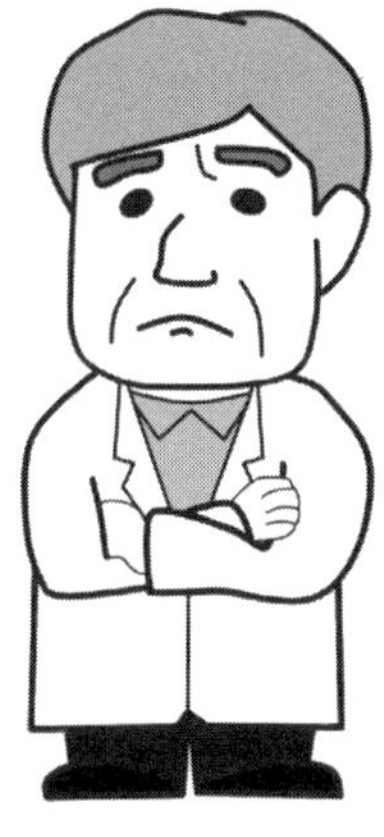

著者略歴

蓮池　林太郎（はすいけ　りんたろう）

1981年生まれ。帝京大学医学部卒業。国立精神神経センター国府台病院（現国立国際医療センター国府台病院）での研修、国際医療福祉大学三田病院での勤務を経て、2009年新宿駅前クリニックを開設。

情報社会と医療の結びつきを深く研究し、現代ならではの病院選びについて提唱、広く発信するため本書を執筆。

著書に『患者に選ばれるクリニック：クリニック経営ガイドライン』（合同フォレスト）、『なぜ、あなたは結婚できないのか：医者が教える幸せな結婚』（セルバ出版）がある。蓮池林太郎公式ホームページ（https://www.hasuikerintaro.com/）にて多角的な側面から良質な情報を発信中。

医者が教える病院・医者の選び方

2020年2月25日　初版発行

著　者　蓮池　林太郎　

発行人　森　　忠順

発行所　株式会社 セルバ出版
〒113-0034
東京都文京区湯島1丁目12番6号 高関ビル5B
☎ 03（5812）1178　　FAX 03（5812）1188
http://www.seluba.co.jp/

発　売　株式会社 創英社／三省堂書店
〒101-0051
東京都千代田区神田神保町1丁目1番地
☎ 03（3291）2295　　FAX 03（3292）7687

印刷・製本　モリモト印刷株式会社

Printed in JAPAN
ISBN978-4-86367-556-8